Iris Hammelmann

Ayurveda-Heilmittel

Die sanften Helfer von A bis Z
Die besten Anwendungen und Rezepte

Inhalt

Ayurveda – die Wissenschaft vom Leben · 5
Der Mensch als Ganzes

Die fünf Elemente · 6
Äther / Raum • Luft • Feuer • Wasser • Erde

Die drei Doshas · 9
Vata • Pitta • Kapha

Die drei Konstitutionstypen · 11
Der Vata-Typ • Der Pitta-Typ • Der Kapha-Typ
Mischtypen

Einfluss auf die drei Doshas nehmen · 15

Typische Symptome bei gestörten Doshas · 16
Vata-Störung • Pitta-Störung • Kapha-Störung

Die ayurvedischen Heilmittel · 19

Im Einklang mit sich selbst · 20

Pflanzliche Heilmittel · 21
Aloe vera • Anis • Apfel • Artischocke • Basilikum
Bockshornklee • Borretsch • Chili • Curryblätter
Dill • Fenchel • Flachssamen • Gerste • Gewürz-
nelken • Granatapfel • Hafer • Ingwer • Kalmus
Kamille • Kardamom • Knoblauch • Koriander
Kürbiskerne • Kurkuma • Löwenzahn • Majoran
Mandel • Meerrettich • Melisse • Minze • Muskat
Nachtkerze • Papaya • Petersilie • Rizinusöl
Rosmarin • Safran • Salbei • Selleriesamen

Senfsamen • Sesamsamen • Spargel • Tamarinde
Thymian • Wacholder • Walnuss • Weintrauben
Zimt • Zitrone • Zuckerrohr • Zwiebel

Heilmittel tierischen Ursprungs 84
Ghee – gereinihgte Butter • Milch • Honig

Heilsteine 87
Wirkungsweise der Steine • Achat • Amethyst
Beryll • Diamant • Granat • Karneol • Koralle
Lapislazuli • Mondstein • Opal • Perle • Rubin
Saphir • Topas

Farben 95
Die Wirkung auf den Menschen • Rot • Gelb
Orange • Grün • Gelbgrün • Blau • Violett

Geschmacksrichtungen 98
Sauer • Süß • Bitter • Scharf • Salzig • Herb

Aromatherapie 101
Grundlegendes • Amyris • Angelika • Anis
Basilikum • Bergamotte • Bohnenkraut • Cajeput
Dill • Eisenkraut • Eukalyptus • Fenchel • Fichte
Galbanum • Geranium • Hopfen • Hyazinthe
Immortelle • Ingwer • Iris • Jasmin • Kamille
Kampfer • Lavendel • Lemongras • Limette
Mandarine • Melisse • Moschus • Muskateller-
salbei • Myrrhe • Myrte • Neroli • Orange
Patschuli • Pfefferminze • Rose • Rosenholz
Rosmarin • Salbei • Sandelholz • Thymian
Wacholder • Ylang-Ylang • Zeder • Zimt
Zitrone • Zistrose • Zitronellagras

Über dieses Buch 115
Register 116

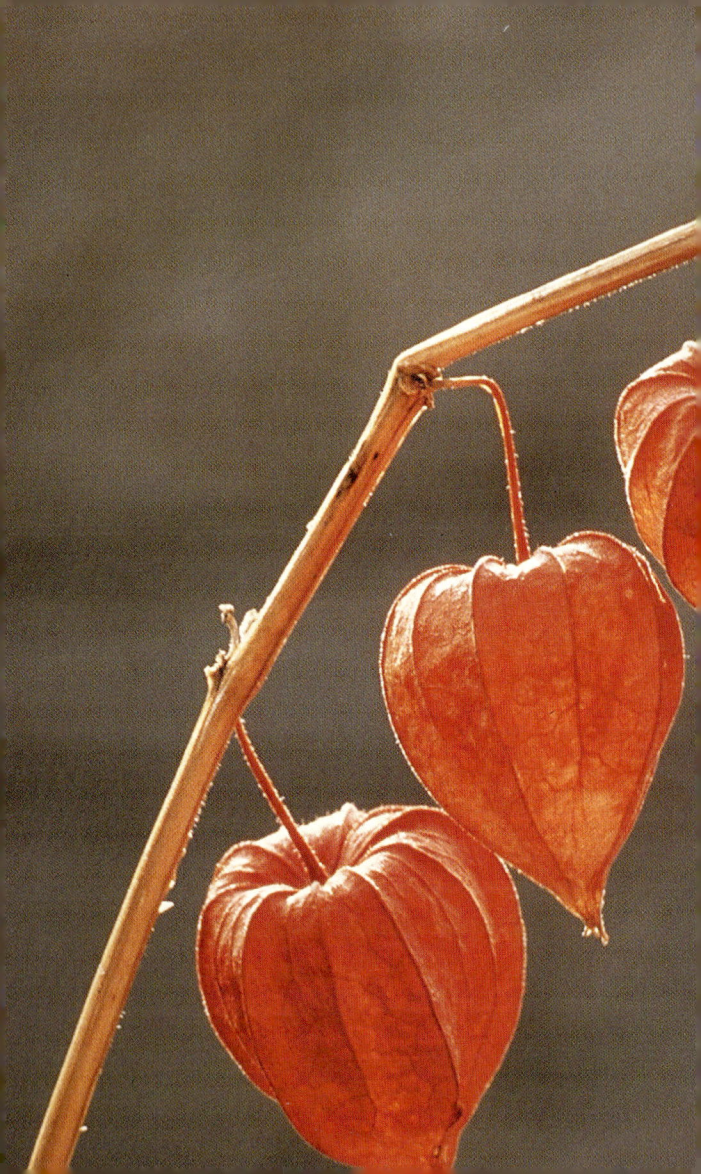

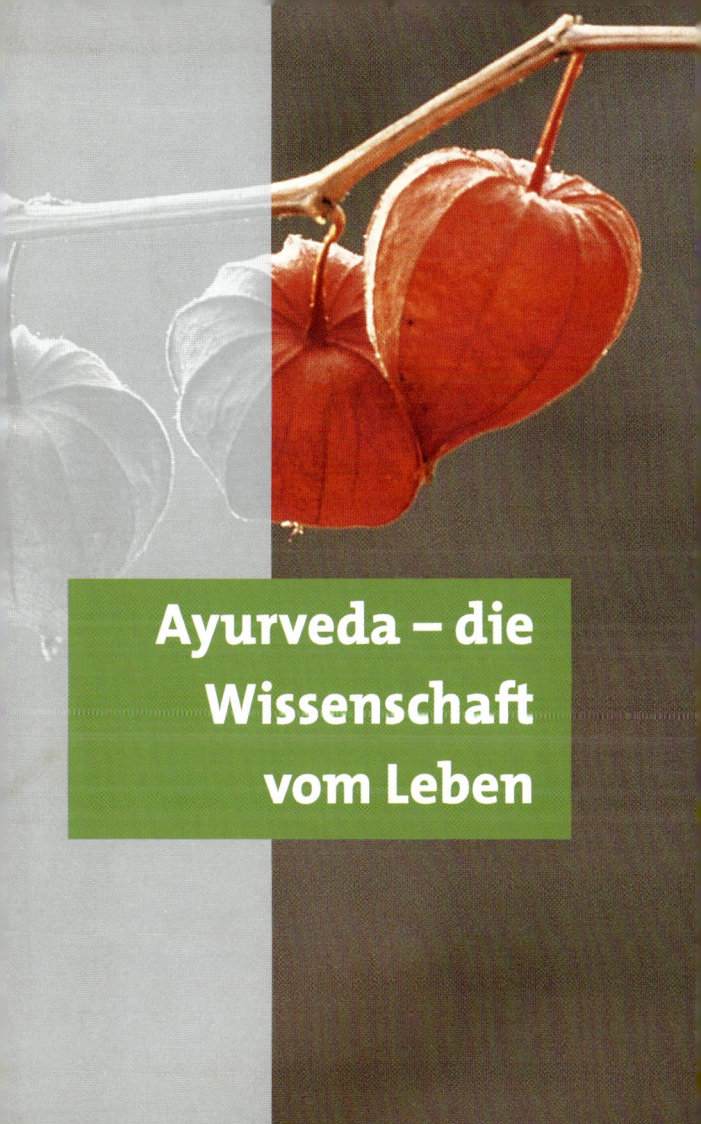

Ayurveda – die Wissenschaft vom Leben

Der Mensch als Ganzes

Bei Ayurveda handelt es sich nicht nur um eine Heilkunst. Es ist vielmehr ein ganzheitliches System, mit dessen Hilfe der Mensch gesund leben und auf sanfte Weise heilen kann. Der Begriff setzt sich aus den beiden Sanskritwörtern Ayus = Leben und Veda = Wissen zusammen. Allein die Bezeichnung »Ayurveda«, also Wissen vom Leben oder Wissenschaft vom Leben, macht deutlich, dass hier nicht nur oder primär Symptome betrachtet und beseitigt werden, wie es in der westlichen Medizin der Fall ist. Ayurveda umfasst den Körper aber auch die Sinne, die Seele und den Geist. Insofern ist es nicht erstaunlich, dass viele Menschen Ayurveda nicht nur als Heilkunst, sondern primär als Philosophie oder sogar Religion verstehen.

Die fünf Elemente

Ayurveda auf wenigen Seiten wirklich umfassend zu erklären und vorzustellen, ist unmöglich. Hier soll es nur darum gehen, einige der wichtigsten Grundlagen festzuhalten. Das erleichtert es, die später beschriebenen Heilmittel gezielt zuzuordnen und einzusetzen. Bei chronischen Krankheiten oder ernsthaften Beschwerden sollte allerdings in jedem Fall ein Fachmann konsultiert werden. Es ist wichtig, dass der gewählte Mediziner Erfahrungen mit der indischen Heilkunst hat. Er wird dann genau sagen können, für welche Bedürfnisse das jeweilige Heilmittel geeignet ist.

Im Ayurveda spielen die fünf Elemente – Äther, Luft, Feuer, Wasser und Erde – eine ganz wesentliche Rolle. Alle Elemente sind einem Sinn und einer Tätigkeit zugeordnet. Zu jedem Sinn und zu jeder Tätigkeit gehört wiederum ein Organ.

> ### Die drei Säulen von Ayurveda
>
> **Vorsorge:** Wer sich mit den Regeln der ayurvedischen Lehre beschäftigt und sich danach richtet, führt einen gesunden Lebenswandel. Er wird in körperlicher und geistiger Hinsicht rein und gesund sein.
>
> **Geist:** Ayurveda kann eine wertvolle Hilfestellung im täglichen Miteinander sein. Wer sich die Wissenschaft des Lebens zur Philosophie des eigenen Lebens macht, wird auf Fragen des Alltags stets eine Antwort haben.
>
> **Heilung:** Natürlich greift Ayurveda auch bei Beschwerden oder Krankheiten. Ganz wichtig ist hier wieder der Aspekt der Ganzheitlichkeit. Der Mensch mit seinen körperlichen Beschwerden und seiner seelisch-geistigen Verfassung wird therapiert.

Äther / Raum

Das Element Äther ist dem Gehör zugeordnet, weil Schallwellen durch den Äther übertragen werden. Das entsprechende Organ ist das Ohr, die zugehörige Tätigkeit ist das Sprechen. In diesem Zusammenhang gehören Zunge und Stimmbänder ebenfalls zum Element Äther.

Luft

Dem Element Luft ist der Tastsinn zugeordnet. Wie man sich leicht vorstellen kann, ist das zugehörige Organ die Haut. Sie ist das größte und empfindsamste Organ des Menschen. Die Tätigkeit ist in erster Linie das Festhalten, aber auch das Nehmen und das Geben. Der Körperteil, der deshalb auch zum Element Luft gehört, ist die Hand.

Feuer

Mit dem Element Feuer sind Farben und Licht verbunden. Daher gehört das Sehvermögen als Sinn zum Feuer. Das Auge ist das Sinnesorgan, das in diese Elementegruppe gehört. Die Tätigkeit ist erstaunlicherweise das Gehen. Die Erklärung ist einfach: Man muss nicht zwingend sehen können, um Schritte zu machen. Aber eine sinnvolle Fortbewegung setzt voraus, dass man sehen kann, wohin es geht. Deshalb sind die Tätigkeit Gehen und das Tätigkeitsorgan Fuß dem Element Feuer zugeordnet. Man sollte sich vor Augen halten, dass auch Blinde mit einem Stock sicher in eine bestimmte Richtung gehen können, die Augen also nicht zwangsläufig für das Gehen gebraucht werden.

Wasser

Mit dem Element Wasser ist der Geschmackssinn verbunden. Die Zunge ist das ihm zugeordnete Sinnesorgan. Wenn man weiß, dass im Ayurveda die Zunge im Mund als obere Zunge, die Genitalien Penis und Klitoris als untere Zunge betrachtet werden, versteht man leicht, dass die dem Wasser zugeordneten Tätigkeitsorgane eben die Geschlechtsorgane sind. Die Tätigkeit ist natürlich die Fortpflanzung.

Erde

Das Element Erde wird von den ayurvedischen Gelehrten mit dem Geruchssinn verbunden. Das hierzu passende Sinnesorgan ist also die Nase. Die passende Tätigkeit ist die Ausscheidung. Durch eine funktionelle Verwandtschaft ist das Tätigkeitsorgan des Elements Erde der Anus, der für Ausscheidungen zuständig ist.

Die drei Doshas

Aus den fünf Elementen ergeben sich Körperzustände, die so genannten Doshas oder Konstitutionen. Da es sich um drei Konstitutionen handelt, ist im Ayurveda von Tridosha die Rede. Welcher Konstitutionstyp ein Mensch ist, entscheidet sich bei der Geburt. So, wie davon ausgegangen wird, dass in den Genen Erbmaterial abgelegt ist, sprechen ayurvedische Heiler davon, dass die Gewichtung der Elemente in den Körpern der Eltern eine Gewichtung im Körper ihres Kindes festlegt.

Daraus ergibt sich für jeden Menschen ein bestimmter Konstitutionstyp. Durch äußere Einflüsse, Ernährung oder Lebensweise können die vorherrschenden Elemente aus dem Gleichgewicht gebracht werden. Genauso können äußere Einflüsse dazu beitragen, ein Gleichgewicht wieder herzustellen. Das ist das Grundprinzip der ayurvedischen Heilkunst und der Gesundheitspflege.

Vata

Eine Verbindung der beiden Elemente Äther und Luft führt zum Dosha Vata. Die Wurzel des Wortes »Vata« ist Va. Es hat mehrfache Bedeutung und steht einerseits für Bewegung, andererseits auch für »bewusst machen« und »sich bemühen«. Bei Bewegung denkt man hier nicht an mechanische, sondern eher an vegetative Abläufe im Körper.

Die Wirkung einer Körperfunktion auf die andere ist gemeint. Das Vata beinhaltet z. B. Atmung, Kreislauf und Stoffwechsel. Aber auch in der Wahrnehmung spielt Vata eine große Rolle. Sinneseindrücke werden schließlich zunächst über den Geist aufgenommen und erst dann in Handlung umgesetzt.

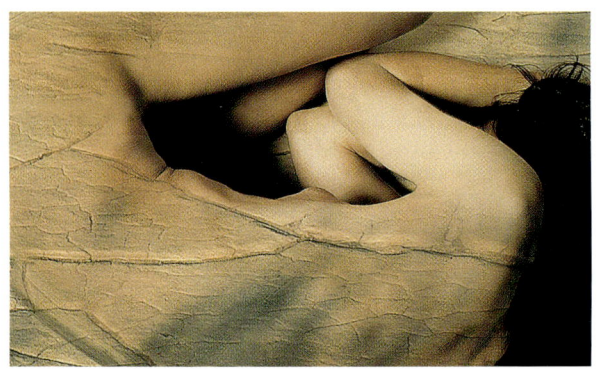

Die Erde: Sie verkörpert in der ayurvedischen Heilkunde Stabilität, Rauheit und Gestalt. Menschen mit Kapha-Dosha tragen das Element Erde in sich.

Pitta

Das Wort »Pitta« trägt die Bedeutung von Erwärmen, Erhitzen oder auch Verbrennen. Die Konstitution steht in Verbindung mit den Elementen Feuer und Wasser. Zuerst muss man sich die Hitze und Energie eines Körpers unter Pitta vorstellen. Sie hat Einfluss auf den Stoffwechsel, die Verdauung und natürlich auch auf das Gemüt eines Menschen. Wut und Hass sind Gefühle, die das Pitta beeinflusst. Auch in der westlichen Welt ist von Heißsporn oder hitzigem Gemüt die Rede, wenn jemand leicht in Rage zu bringen ist.

Kapha

Das dritte Dosha schließlich setzt sich aus den Elementen Wasser und Erde zusammen. Es steht für Stabilität. Kapha ist für die Körperkraft und auch für die Widerstandskraft gegen äußere Einflüsse und Krankheiten verantwortlich. Es sorgt für den Erhalt der Körperfunktionen, für Stärke, Potenz und Fruchtbarkeit. Auf geistiger Ebene hängen mit Kapha in erster Linie die Funktion des Gedächtnisses sowie stabilisierende und konstante Eigenschaften zusammen. Hierzu zählen Geduld, Ausdauer und Harmonie.

Das Ziel ist Gleichgewicht

Für den Europäer, der sich gar nicht oder wenig mit fremden Philosophien und Heilmethoden auseinander gesetzt hat, ist es nicht leicht, sich etwas unter den hier kurz beschriebenen drei Doshas vorzustellen. Das ist umso mehr verständlich, weil die Konstitutionen ineinander übergreifen.

Ein Vergleich hilft dabei, sich ein Bild dieser Körperzustände zu machen: Betrachten Sie den menschlichen Körper als Maschine bzw. als Motor. Pitta hat die Aufgabe, Kraftstoff, der benötigt wird, um die Maschine anzutreiben, in Energie umzuwandeln. Vata steht für die Bewegung, die durch die eingesetzte Energie in Gang gebracht wird. Kapha gleicht Vata und Pitta aus. Das heißt, es wirkt wie eine Kühlflüssigkeit, die den Motor vor Überhitzung schützt, schmiert bzw. ölt hingegen gleichzeitig die beweglichen Teile, damit diese nicht vorzeitig abnutzen.

Die drei Konstitutionstypen

Um ayurvedische Heilmittel vernünftig aussuchen und einsetzen zu können, ist es sehr wichtig herauszufinden, zu welchem Konstitutionstyp man selbst gehört. Hierbei geben die folgenden Beschreibungen Hilfestellung, im Zweifelsfall sollte jedoch der Heilpraktiker konsultiert werden.

Der Vata-Typ

Er ist schlank von meist zartem Knochenbau. Venen und Sehnen der eher schwachen Muskulatur sind gut sichtbar. Der Vata-Mensch neigt zu trockener, rauer Haut, die sich kalt anfühlt und von recht dunkler Farbe ist. Meistens zeigen sich dunkle Muttermale. Haare und Nägel sind brüchig und dünn. Der Haarwuchs ist spärlich. Die Augen wirken rastlos, sind oft klein. Es fehlt ihnen an Glanz. Ebenso wie Haare und Nägel sind auch die Augen trocken.

Der Vata-Typ tendiert zu einer ausgesprochen unregelmäßigen Ernährung. Der Appetit ist mäßig, allerdings ist häufig ein extremer Heißhunger auf ausgeprägte Geschmacksrichtungen festzustellen. Süßes, Saures oder Salziges wird gern in großen Mengen verzehrt. Der Durst ist gering. Eine schwache Verdauung hat problematischen Stuhlgang zur Folge. Der Stuhl ist meist hart und trocken.

Der Vata-Typ schwitzt weniger als die beiden anderen Typen. Er spricht leise. Sein Schlaf ist oft gestört. Allerdings kommt der Vata-Typ auch mit dem wenigsten Schlaf aus. In sexueller Hinsicht ist er schwankend. Entweder enthält er sich, oder er gibt sich ausufernden sexuellen Aktivitäten hin.

▶ **Psychische Merkmale** Menschen des Vata-Typs haben eine schnelle Auffassungsgabe. Allerdings können sie sich Dinge nur schwer merken. Ihr Gedächtnis ist eher kurz. Sie sind ruhelos und seelisch instabil. Oft gehören sehr kreative Menschen dieser Gruppe an, die zu absoluten Höchstformen auflaufen können, sehr bald darauf jedoch schon wieder ermüden. Ihre Willenskraft ist schwach, es fehlt ihnen außerdem an Selbstvertrauen.

Der Pitta-Typ

Menschen dieses Typs haben einen durchschnittlichen Körperbau. Sie sind meist schlank mit jedoch ausgeprägten Rundungen an den passenden Stellen. Ebenso wie Vata-Menschen können sie einen zarten Knochenbau haben. Die Venen und Sehnen stehen jedoch nicht so hervor. Meist haben sie eine feine, zarte Haut, die sich warm anfühlt und zu Muttermalen und Sommersprossen neigt. Die Haare sind ebenfalls sehr fein und seidig, jedoch nicht trocken, sondern eher zum Fettigen neigend. Typisch für den Pitta-Typ ist, dass die Haare sehr früh ausfallen. Die Augen sind ähnlich ruhelos wie beim Vata-Menschen. Jedoch sind sie meist größer und feucht.

Der Stoffwechsel beim Pitta-Menschen funktioniert in der Regel so gut, dass er einen großen Appetit hat. Entsprechend nimmt er viel und vor allem reichhaltige Nahrung zu sich. Bevorzugt greift dieser Konstitutionstyp zu süßen und bitteren Speisen und Nahrungsmitteln. Der Pitta-Typ hat außerdem viel Durst. Sein Stuhl ist weich mit einer Tendenz, wässrig zu sein.

Personen dieser Kategorie schwitzen viel. Oft hat der Schweiß einen starken unangenehmen Geruch.

Psychische Merkmale Menschen des Pitta-Typs haben einen durchschnittlichen Schlaf. Ihre Sexualität ist gemäßigt. Gewicht und Größe sind durchschnittlich. Sie haben eine mittelmäßige Auffassungsgabe und ein ebensolches Gedächtnis. Im Ausgleich dazu ist ihre Arbeitsweise sehr systematisch und organisiert. Meistens verfügen diese Menschen über einen starken Willen. Sie besitzen kein besonders ausgeprägtes Selbstbewusstsein; ihre Toleranzgrenze ist äußerst gering, und sie neigen zu Ungeduld.

Der Kapha-Typ

Der Körperbau dieser Menschen ist in jeder Hinsicht stark ausgeprägt. So besteht eine große Neigung zu Übergewicht. Die Haut ist weich, feucht und kühl und so dick, dass Venen oder Sehnen so gut wie nicht sichtbar sind. Das Haar ist ebenfalls dick und meistens sehr dicht. Die Augen sind groß, haben einen feuchten Glanz und zeichnen sich durch ihre Ruhe aus.

Die Verdauung funktioniert beim Kapha-Menschen eher langsam. So kommt es, dass sein Appetit nicht besonders groß ist. Dafür weist er eine gewisse Regelmäßigkeit auf. Entsprechend erfolgt eine geringe, jedoch regelmäßige Nahrungsaufnahme. Die bevorzugten Nahrungsmittel sind scharf, bitter oder sauer. Gern werden sie heiß verzehrt. Der dritte Typ hat nur wenig Durst.

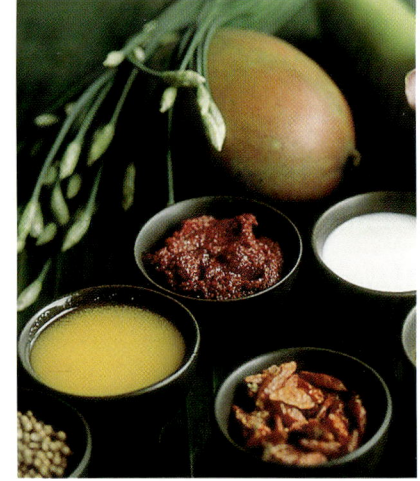

Gleichgewicht:
Mit den richtigen Pflanzen, Gewürzen und anderen Heilmitteln lassen sich die drei Doshas wieder in Einklang bringen.

Psychische Merkmale Menschen des Kapha-Typs verfügen über einen tiefen Schlaf, der meist viel Zeit in Anspruch nimmt. Sie haben eine ausgeprägte Sexualität. An Auffassungsgabe mangelt es ihnen. Dafür besitzen sie ein gutes Gedächtnis sowie einen starken Willen. Aufgaben lösen sie zwar langsam, aber mit System und Ausdauer. Auffallend ist die geistige Stabilität, die sich in ihrem ruhigen und ausgeglichenen Wesen zeigt. Auch Selbstvertrauen und Toleranz sind stark vertreten.

Mischtypen

Natürlich sind nicht bei jedem Menschen alle Eigenschaften eines Konstitutionstyps gleichermaßen ausgeprägt. Es gibt auch Mischkonstitutionen. Wer in Gruppe 1 ebenso viele passende Merkmale entdeckt wie in Gruppe 2, ist ein Vata-Pitta-Typ. Eine gleichmäßige Verbindung von Typ 2 und Typ 3 ergibt einen Pitta-Kapha-Typ. Gleich viele Merkmale von Typ 1 und Typ 3 lassen auf einen Vata-Kapha-Typ schließen. Auch die gleichmäßige Kombination aus allen drei Typen kommt vor, der Vata-Pitta-Kapha-Typ.

Einfluss auf die drei Doshas nehmen

Im Ayurveda herrscht die Ansicht, dass das Gleichgewicht von Vata, Pitta und Kapha die Voraussetzung für Wohlgefühl und Gesundheit ist. Das bedeutet nicht, dass in einem Menschen alle drei Konstitutionen gleichermaßen stark ausgeprägt sein müssen. Tridosha-Typen sind eher die Ausnahme. Und nicht jeder kann ein Tridosha-Typ werden. Das ist allerdings auch gar nicht nötig.

Mit Gleichgewicht ist gemeint, dass jeder Mensch seine ganz persönliche Ausgangsposition hat, wobei ein Dosha dominiert. Wird dieses Dosha übermäßig verstärkt oder reduziert, kommt es zu Störungen des Wohlbefindens und im schlimmsten Fall zu ernsthaften Erkrankungen. Für die richtige Behandlung ist es deshalb wichtig zu wissen, zu welchem Konstitutionstyp man gehört. Bestimmte Symptome können jedoch auch schon einen Hinweis darauf geben, welches Dosha gestört ist.

▶ In der Aufzählung der ayurvedischen Heilmittel finden Sie jeweils einen Hinweis darauf, wie die Substanz auf die jeweilige Konstitution wirkt. Dies soll als Hilfestellung dienen, wenn eine Dosha-Störung aufgetreten ist und nach den geeigneten Mitteln gesucht wird, um diese wieder auszugleichen.

Typische Symptome bei gestörten Doshas

Nur wer sich sehr gut auskennt, sehr genau weiß, welcher Typ er ist, kann aufgrund verschiedener Beschwerden darauf schließen, welches Dosha gerade gestört ist, und es entsprechend wieder in seine Balance bringen. Jedem, der sich als interessierter Laie mit Ayurveda beschäftigt, sei ans Herz gelegt, seine Konstitution von einem Fachmann bestimmen und Erkrankungen entsprechend definieren zu lassen.

Andererseits ist die Verwendung ayurvedischer Heilmittel in mäßiger Dosierung in den allermeisten Fällen unbedenklich. Es ist grundsätzlich also immer ratsam, einen Therapieversuch zu unternehmen, um schnell wieder mehr Wohlbefinden zu erreichen. Im schlimmsten Fall bessert sich der Zustand nicht, und es muss doch die Hilfe eines Fachmanns in Anspruch genommen werden. Ernsthafte, lebensbedrohende Krankheiten sind für eine Eigentherapie selbstverständlich nicht geeignet! Diese gehören sofort in die Hände eines Arztes.

Vata-Störungen

Das gestörte Vata ist sehr schwer zu erkennen. Es drückt sich in verschiedenen Krankheitsbildern aus, wie z. B. nervösen Magenschmerzen oder raschem Gewichtsverlust. Wadenkrämpfe und Muskelschmerzen gehören dazu. Aber auch Nervenschmerzen sind typisch, hier betrifft es vor allem den Trigeminus- und den Ischiasnerv. Depressive Verstimmungen, Unruhe, Angstzustände und Schlafstörungen zeigen ebenfalls eine Vata-Störung an.

Pitta-Störungen

Liegen Störungen des Pitta-Dosha vor, zeigen diese sich meist schon äußerlich anhand von Hautirritationen und einer leicht gelblichen Gesichtsfarbe. Es herrscht eine starke Tendenz zu Infektionen, Erkrankungen im Verdauungsapparat, Hitzewallungen, Entzündungen sowie zu leichtem Fieber, eitrigen Erscheinungen und Fäulnisbildung. Hinzu kommen Angstzustände, Niedergeschlagenheit, aber auch aggressives Verhalten.

Kapha-Störungen

Menschen mit gestörtem Kapha sind oft müde, antriebslos und matt. Die Haut fühlt sich kühl an, ist blass und meist rau. Häufig tritt Juckreiz auf. Typisch sind auch Husten, Nebenhöhlenentzündungen und Allergien. Im seelischen Bereich dominieren negative Emotionen wie Habgier und Rachsucht oder auch Neid und Eifersucht.

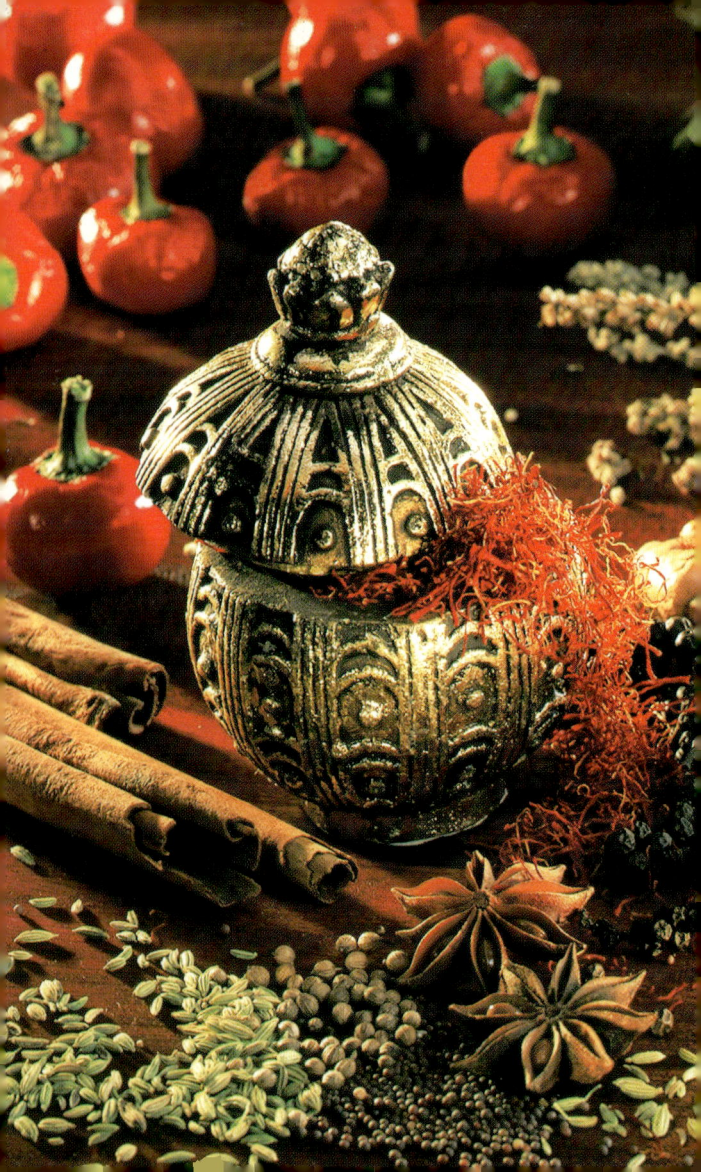

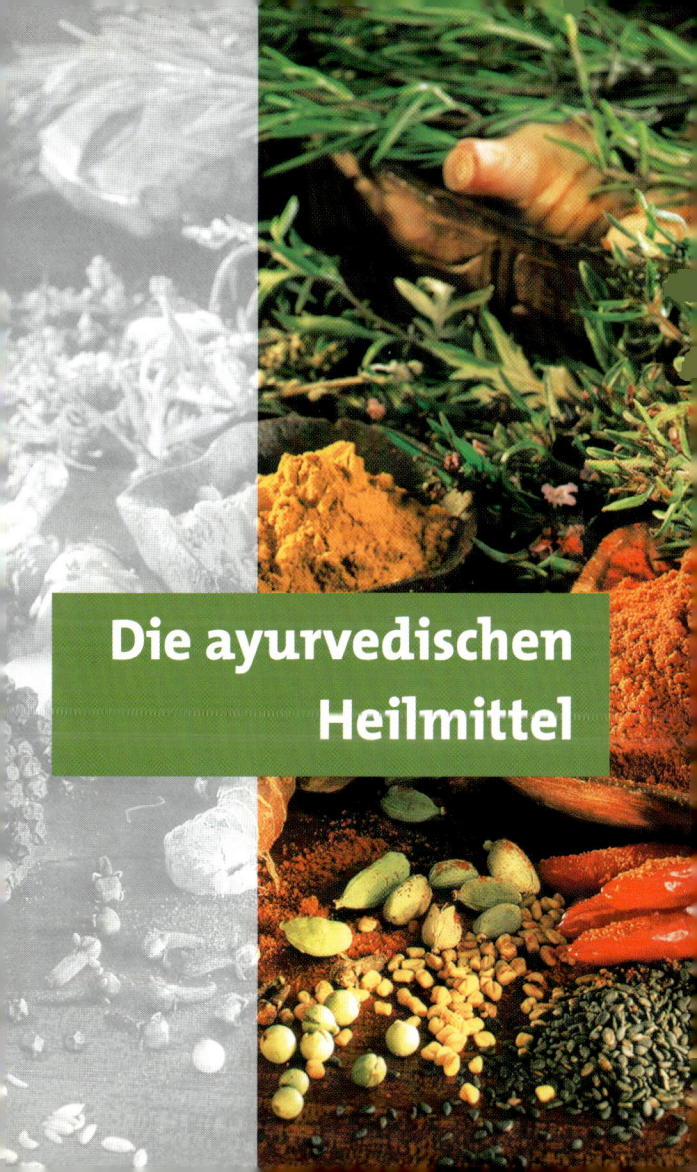

Die ayurvedischen Heilmittel

Im Einklang mit sich selbst

Es gibt Tausende ayurvedischer Arzneistoffe. Im Gegensatz zu vielen westlichen Medikamenten sollen sie nicht nur die Symptome einer Krankheit behandeln, sondern die Ursachen. Krankheit definiert sich schließlich nicht als Störfaktor sondern als Ungleichgewicht im menschlichen Organismus. Ein Ungleichgewicht kann sowohl im körperlichen als auch im seelischen Bereich auftreten.

Außerdem kann die Balance zwischen Körper und Geist gestört sein. Ayurvedische Heilmittel sollen dafür sorgen, dass das Gleichgewicht wieder hergestellt wird. Ein Mensch, der sich in der Balance befindet, kann Krankheiten ohne Schwierigkeiten

Fünf Elemente in den Arzneien

Auch bei den Heilmitteln spielen die fünf Elemente und die Tridosha wieder eine Rolle. So bestehen nämliche alle Arzneien, egal welchen Ursprungs sie sind, aus Teilen der fünf Elemente. Und je nach Zusammensetzung wirken sie auf die verschiedenen Konstitutionen. So steht z. B. der Geschmack einer Heilpflanze im Zusammenhang mit ihren Bestandteilen. Etwas, das süß schmeckt, wird sich aus Erde und Wasser zusammensetzen. Seine Wirkungen sind u. a. belebend, harntreibend, stärkend und abführend. Auf die Tridosha bezogen bedeutet das: Die süß schmeckende Arznei reduziert Vata und Pitta, vermehrt dagegen Kapha. Natürlich hat ein Stoff nicht nur eine Geschmacksrichtung. Außerdem ist nicht allein der Geschmack entscheidend. Auch andere Eigenschaften beeinflussen natürlich die Wirkung einer Substanz.

abwehren. Er verfügt über den besten eigenen Schutz der Gesundheit, den man sich überhaupt nur vorstellen kann. Folglich ist die Wiederherstellung des Gleichgewichts sowohl im Körper als auch von Körper, Geist und Seele letztlich als Stärkung des Immunsystems zu verstehen.

Zwei wichtige Aspekte sind hier zu beachten: Zum einen will Ayurveda den ganzen Menschen heilen und behandeln. Folgerichtig wird die gesamte Heilpflanze eingesetzt. Viele medizinische Systeme nehmen zum Heilen von Krankheiten und Beschwerden einen einzelnen Pflanzenwirkstoff heraus, versuchen, ihn zu separieren oder sogar chemisch nachzubauen. Ayurvedische Gelehrte sehen jedoch die Pflanze als Ganzes, das aus unzähligen Wirkstoffen besteht, die miteinander in Wechselwirkung stehen. Zum anderen kommt es darauf an, dass eine Behandlung mit ayurvedischen Arzneimitteln möglichst ohne Nebenwirkungen sein soll. Das gelingt, indem die Stoffe schwerpunktmäßig auf krankes Gewebe oder kranke Organe wirken. Die Auswirkungen auf gesundes Gewebe bzw. gesunde Organe ist dagegen äußerst gering.

Pflanzliche Heilmittel

In ayurvedischen Fachbüchern finden sich über 1000 verschiedene pflanzliche Heilmittel. Bei der hier getroffenen Auswahl waren zwei Kriterien entscheidend: Dieser Ratgeber soll zum einen die wichtigsten Pflanzen benennen, deren Anwendung bei vielerlei Beschwerden ratsam ist. Zum Zweiten wurden diejenigen Pflanzen bevorzugt berücksichtigt, die in Mitteleuropa heimisch oder hier zumindest ohne Schwierigkeiten erhältlich sind.

Aloe vera

Pflanzenbeschreibung Die Aloe vera ist ein Grasliliengewächs, dessen Stamm leicht bis zu vier Meter hoch werden kann. Etwa Mitte Juni wächst zwischen den großen lanzettenförmigen Blättern eine längliche Blütentraube hervor.

Wirkung Die Blätter der Aloe vera enthalten einen Pflanzensaft, der Aloin, Harze und Bitterstoffe in sich trägt. Er wird zum therapeutischen Umgang aufgefangen und eingedickt. Der Saft der Aloe vera übt starken Einfluss auf den Dickdarm aus und ist als zuverlässiges Abführmittel bekannt. Äußerlich setzt man Aloepräparate aufgrund ihrer keimtötenden Wirkung bei Insektenstichen, zur Linderung von Verbrennungen und bei Wunden ein. In der Kosmetik werden Aloeprodukte gern zur Hautpflege verwendet.

Anwendungsform In unseren Breitengraden bekommt man Aloe vera als Kapseln, Tropfen oder in seltenen Fällen als Saft zur innerlichen Anwendung. Zur äußerlichen Behandlung ist Aloe vera in zahlreichen Hautpflegeprodukten enthalten.

Wirkung auf die Konstitution Aloe vera reduziert jeden der drei Konstitutionstypen. Darüber hinaus hilft sie, das Gleichgewicht zwischen Kapha, Vata und Pitta im Organismus herzustellen.

Nebenwirkungen Die innerliche Anwendung ist während der Schwangerschaft nicht zu empfehlen. Außerdem sollte man mäßig dosieren, da es sonst zu Nierenreizungen und zum Verlust von Kalium kommen kann.

Anis

Pflanzenbeschreibung Anis ist ein einjähriges Kraut, das rund 50 Zentimeter hoch wird. Von Juli bis September bilden sich kleine weiße Blüten. Es empfiehlt sich, nur Früchte aus kontrolliertem Anbau zu verwenden. Wer die Möglichkeit hat, kann Anis im eigenen Kräutergarten säen. Ist die Pflanze voll ausgereift, schneidet man sie kurz über dem Boden ab, trocknet sie und erntet die Früchte durch kräftiges Ausschütteln. In den Früchten sind neben dem ätherischen Öl, das für den typischen Anisgeruch sorgt, Zucker und Eiweiß enthalten.

Wirkung Anis löst den Schleim in den Atemwegen, weshalb es gern zur Behandlung von Husten verwendet wird. Es vertreibt Blähungen, stärkt den Magen, wirkt antibakteriell und krampflösend. Anis fördert darüber hinaus den Appetit.

Anwendungsform Zur Einnahme eignet sich am besten Anistee. Er ist einfach zuzubereiten und schmeckt angenehm. Einfach einen gehäuften Teelöffel Anisfrüchte im Mörser zerstoßen, mit einem viertel Liter kochendem Wasser übergießen und zehn Minuten ziehen lassen. Anschließend abseihen und ohne Zucker möglichst heiß trinken.

Wirkung auf die Konstitution Anis verringert sowohl Vata als auch Kapha. Es vermehrt dagegen das Pitta.

Nebenwirkungen In sehr seltenen Fällen kann eine allergische Reaktion der Atemwege oder des Verdauungstrakts auftreten.

Apfel

Pflanzenbeschreibung Der Apfelbaum gehört zu den Rosengewächsen und ist in zahlreichen Sorten auf der ganzen Welt verbreitet und beliebt. Äpfel gehören zu den wichtigsten Obstsorten in Europa.

Wirkung Nicht nur in der ayurvedischen Heilkunde, sondern auch in anderen medizinischen Systemen gilt der Apfel als reinigendes Heilmittel. Der immer wieder gern zitierte Satz »An apple a day keeps the doctor away« symbolisiert die große Bedeutung der Frucht: Sie befreit den Körper von Stoffwechselendprodukten. Ayurvedische Heilkundige empfehlen vor allem süße, reife Früchte wegen ihrer sanft abführenden Wirkung. Außerdem regen sie die Tätigkeit der Leber an. Die Schalen wirken harntreibend und können rheumatische Beschwerden und Gicht lindern.

Anwendungsform Am besten verzehrt man den ganzen Apfel. Süße, vollreife Früchte bieten sich bei Verdauungsproblemen an. Diese sollten gegessen werden, bevor der Betroffene zu Bett geht. Sofern man sicher sein kann, dass die Früchte nicht chemisch behandelt wurden, ist es nicht nur wegen der Vitamine vorteilhaft, die Schale mitzuessen. Wer nur die Schale verwenden will, löst diese vom Apfel ab und lässt sie mehrere Tage an der Luft trocknen. Anschließend in kleine Stücke zerteilen. Für eine Tasse Tee etwa eine Hand voll der getrockneten Schalen mit kochendem Wasser aufgießen.

Wirkung auf die Konstitution Äpfel reduzieren das Vata und das Pitta. Sie vermehren das Kapha.

Artischocke

Pflanzenbeschreibung Die Artischocke gehört zu den Korbblütengewächsen. Sie ist im Mittelmeerraum beheimatet und wird dort gern als Gemüse serviert. Die distelartige Pflanze kann bis zu zwei Meter hoch werden. Sie bildet mächtige violette Blütenstände. Sowohl Blütenboden als auch die Blütenhüllblätter können als Gemüse gegessen, aber auch für heilkundliche Zwecke genutzt werden.

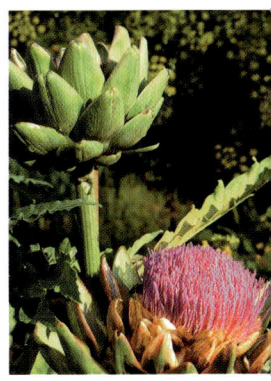

Wirkung Vor allem zur Behandlung einer geschädigten Leber lassen sich Artischocken bestens einsetzen. Eine Kur mit dieser Pflanze nach dem übermäßigen Genuss oder gar dem Missbrauch von Alkohol ist ratsam. Darüber hinaus unterstützt sie die Bildung von Gallenflüssigkeit. Auch eine Verringerung der Blutfette sowie ein Absinken des Cholesterinspiegels wurden beobachtet.

Leuchtende Pracht: Die Artischocke fällt neben der extravaganten Anordnung der Blätter durch die herrliche Farbe ihrer Blüte auf.

Anwendungsform Besonders praktikabel und sehr wohlschmeckend noch dazu ist es sicher, wenn die Blätter bzw. der Artischockenboden als warmes Gemüse oder kalt im Salat verzehrt werden. Die Artischocke entfaltet ihre Wirkung am besten allein, ohne starke Gewürze, Saucen oder Beilagen.

Wirkung auf die Konstitution Artischocken mindern Kapha und Pitta, stärken dafür das Vata.

Basilikum

Pflanzenbeschreibung Basilikum ist ein in Indien als heilig verehrtes Lippenblütlergewächs, das auch als Königskraut oder Deutscher Pfeffer bekannt ist. Die einjährige buschige Pflanze wird etwa 50 Zentimeter hoch und hat ovale dunkelgrün glänzende Blätter. Die Blüten sind weiß oder rosa.

Wirkung Die Wirkung dieses Krauts ist vielfältig. Das liegt an den zahlreichen enthaltenen Gerbstoffen und ätherischen Ölen. So hilft Basilikum bei Husten, Nebenhöhlenentzündungen, Kopfschmerzen, Appetitlosigkeit, Magenbeschwerden sowie Hautreizungen und Insektenstichen. Auch bei seelischen Störungen, wie z. B. depressiven Verstimmungen, kann Basilikum eingesetzt werden.

Anwendungsform Bei Magenbeschwerden, Appetitlosigkeit und seelischen Problemen empfiehlt sich ein Tee. Hierzu übergießt man zwei gehäufte Teelöffel der frischen Blätter mit einem viertel Liter kochendem Wasser. 15 Minuten ziehen lassen und dann abseihen. Acht Tage lang zwei Tassen täglich helfen bei chronischen Blähungen. Nach dieser Kur eine Pause von rund zehn Tagen einlegen, dann erneut acht Tage jeweils zwei Tassen Tee trinken. Zur Behandlung von Insektenstichen oder bei Hautpilzinfektionen frische Blätter und Stängel im Mörser ein wenig zerdrücken und dann auf den betroffenen Hautstellen verreiben. Neben dem kräftigen mediterranen Geschmack sorgt Basilikum für eine gute Verdauung.

Wirkung auf die Konstitution Basilikum reduziert Vata und Kapha. Das Kraut stärkt hingegen das Pitta.

Bockshornklee

Pflanzenbeschreibung Bockshornklee, auch Kuhhornklee oder Stundenkraut genannt, ist ein bis zu 60 Zentimeter hohes, einjähriges Kraut, das von Mai bis Juni gelbliche Blüten bildet. Die Frucht ist etwa zehn Zentimeter lang mit jeweils bis zu 20 Samen. Beheimatet ist Bockshornklee im Mittelmeerraum ebenso wie in Zentralasien.

Wirkung Die ayurvedische Heilkunde kennt das etwas bittere Kraut vor allem als Mittel gegen Durchfall und zur Behandlung bei körperlichen Schwächezuständen, beispielsweise nach schweren Krankheiten. Außerdem wird Bockshornklee zur besseren Wundheilung, zur Behandlung von Akne, Furunkeln, Abszessen und zur Pflege der Kapha-Haut verwendet. Das Kraut hilft auch bei schwachen Nerven.

Anwendungsform Die für die innerliche Anwendung wichtigen Samen am besten in einem Mörser pulverisieren und anschließend trocknen. Das Pulver ist ein gutes Würzmittel, doch wegen seines strengen Geschmacks ist es unbedingt sparsam einzusetzen. Für die Zubereitung eines Tees werden zwei Esslöffel des Pulvers mit einem viertel Liter kaltem Wasser übergossen, danach etwa drei Stunden ziehen lassen. Die Flüssigkeit dann kurz aufkochen und abseihen. Zur äußerlichen Anwendung die Samen mit Kurkuma mischen und aufkochen. Die Mixtur auf etwa 40°C abkühlen lassen und mit Honig mischen. Auf die geschädigten Hautstellen auftragen.

Wirkung auf die Konstitution Bockshornklee reduziert Vata und Kapha. Das Kraut vermehrt Pitta.

Borretsch

Pflanzenbeschreibung Borretsch ist eine einjährige Pflanze, die bei uns meistens nur in verwilderter Form bekannt ist. Sie wird bis zu 60 Zentimeter hoch und ist an der gesamten Oberfläche mit einem rauen Haarfilz ausgerüstet. Auffällig ist seine leuchtend blaue Blüte sowie der gurkenähnliche Duft der frischen Pflanze.

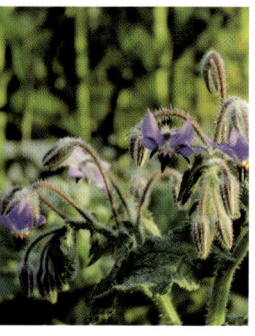

Gurkenkraut, wie der Borretsch auch genannt wird, sollte nur frisch verwendet werden.

Wirkung Borretsch wird im Allgemeinen eine fiebersenkende Wirkung zugeschrieben. Das Kraut stärkt die Funktion der Nebennieren und fördert die Milchbildung sowie die Produktion von Adrenalin. Es erleichtert das Abhusten, wirkt leicht schweißtreibend und beruhigend auf gereizte Schleimhäute. Auch Stresssymptome wie beispielsweise Schlafstörungen, Nervosität und innere Unruhe lassen sich mit der Hilfe von Borretsch mildern.

Anwendungsform Sowohl Blätter als auch Blüten können in kleine Streifen geschnitten, mit etwas Essig, Öl und Salz zu einem würzigen Salat vermischt werden. Klein gehackt schmecken die Pflanzenteile auch als Würzkraut über einem gemischten Salat, frischem Gemüse oder in einer Suppe.

Wirkung auf die Konstitution Borretsch mindert Pitta und Kapha, vermehrt das Vata.

Chili

Pflanzenbeschreibung Chilis werden auch Cayennepfeffer genannt und gehören in die Familie der Paprika. Die länglichen Früchte sind nur etwa zwei Zentimeter lang, dafür aber 20-mal schärfer im Geschmack als Paprika.

Wirkung Sowohl frische als auch getrocknete Früchte wirken schweißtreibend, keimtötend, antibakteriell, blutstillend, appetitanregend und generell heilungsfördernd. Verdauung und vor allem der Kreislauf werden stark angeregt. Die Inhaltsstoffe der Chilis töten Würmer und Parasiten und helfen vor allem bei Problemen mit den Atemwegen, wie beispielsweise bei Erkältungen, verstopften Nebenhöhlen, Mandelentzündung und Heiserkeit. Nicht verwenden sollte man die scharfen Schoten bei starken Kreislauf- und Magenbeschwerden.

Anwendungsform In der pikanten Küche werden sie frisch, getrocknet oder gemahlen verwendet. Wer wenig Erfahrung mit Chilis hat, sollte damit zunächst sparsam umgehen. Schon kleine Mengen sorgen dafür, dass eine Mahlzeit leichter verdaulich und bekömmlicher wird. Größere Mengen sollte nur derjenige verwenden, der gern sehr scharf isst.

Wirkung auf die Konstitution Chili verringert das Kapha. Die Früchte vermehren dagegen sowohl Vata als auch Pitta.

Nebenwirkungen Während der Schwangerschaft sollte auf die Verwendung von Chili in hohen Dosierungen verzichtet werden.

Curryblätter

Pflanzenbeschreibung Der Strauch, der in seiner Heimat Indien sehr schnell wächst und mehrere Meter hoch werden kann, lässt sich in Europa nur im Gewächshaus kultivieren. Dass Curry ausschließlich eine Gewürzmischung bezeichnet, ist ein weit verbreiteter Irrtum, und die Blätter sind in Europa daher auch fast nur im guten Fachhandel erhältlich.

Wirkung Die Blätter des Currystrauchs sind ein sehr hilfreiches Mittel gegen Durchfall, Übelkeit und Erbrechen. Sie regen außerdem den Appetit an und helfen, Fieber zu senken. Äußerlich angewendet kommen sie nach Insektenstichen zum Einsatz.

Anwendungsform Frische Curryblätter können in zahlreichen, nicht nur asiatischen Speisen mitgekocht werden. Trockene Blätter werden zerkrümelt und der Mahlzeit erst kurz vor dem Servieren zugegeben. Auch schmackhaft: Die Blätter in wenig Öl anbraten. Sie werden rasch braun und knusprig. Ein Tee lässt sich aus einem Esslöffel Curryblätter bereiten, die mit einem viertel Liter kochendem Wasser übergossen werden. Die Mischung etwa zehn Minuten ziehen lassen, absehen und trinken. Zur äußerlichen Anwendung eignet sich der Tee ebenfalls. Ein sauberes Tuch damit tränken und auf die Wunde bzw. den Insektenstich legen. Statt Tee zu verwenden kann man die Curryblätter auch in Milch aufkochen und daraus einen Umschlag machen.

Wirkung auf die Konstitution Die Blätter des Currystrauchs reduzieren Kapha und Pitta. Sie stärken das Vata.

Dill

Pflanzenbeschreibung Dill ist ein Doldengewächs, das ursprünglich aus dem Orient stammt und bereits in der Antike als Heilkraut bekannt war. Er hat gefiederte Haare und eine gelbe Doldenblüte. Er wird in vielen Ländern als Würzpflanze kultiviert, ist aber auch vielerorts in wilder Form anzutreffen. Es gibt mehrere giftige Dillarten, weshalb beim Sammeln von Dill in der freien Natur Vorsicht geboten ist!

Wirkung Die heilsame Wirkung von frischem Dill und Dillsamen wird vor allem von Menschen geschätzt, die unter Verdauungsbeschwerden leiden. Das Kraut löst Blähungen und fördert den Appetit. Es wirkt leicht harntreibend und unterstützt sowohl den Verlauf der Menstruation als auch die Milchdrüsensekretion bei jungen Müttern. Darüber hinaus wirkt Dill fiebersenkend, hilft bei Schluckauf und bei Gelenkschwellungen. Die entkrampfende und entspannende Wirkung des Dills ist nicht nur körperlich, sondern auch bei seelischen Blockaden zu spüren.

Anwendungsform Dill sollte geerntet werden, wenn er noch feucht vom Morgentau ist, sonst fallen die Samen leicht aus. Samen und Kraut werden getrocknet und eignen sich so zum Verfeinern von Salaten, Gemüse, Suppen und Fischgerichten, sollten jedoch erst nach dem Kochen zugegeben werden. Sowohl die Samen als auch das Kraut eignen sich für die Zubereitung eines Tees.

Wirkung auf die Konstitution Dill reduziert Vata und Kapha. Es unterstützt Pitta.

Fenchel

Pflanzenbeschreibung Fenchel gehört zu den Doldengewächsen. Die Pflanze kann bis zu zwei Meter hoch werden, hat eine ausgesprochen kräftige Wurzel und eine gelbe Blüte. Vorsicht beim Sammeln von wild wachsendem Fenchel: Bei Doldengewächsen ist die Verwechslungsgefahr mit anderen, unter Umständen giftigen Pflanzen sehr groß.

Wirkung Fenchelsamen ähneln in ihrer stofflichen Zusammensetzung sehr dem Anis. In erster Linie setzt man sie bei Blähungen ein. Darüber hinaus stärkt Fenchel Augen, Herz und Gehirn. Er fördert die Schleimbildung, wirkt Auswurf fördernd und blutreinigend. Ayurvedische Heiler setzen Fenchel auch dann ein, wenn der Harnfluss gestört ist oder nur unter Schmerzen vonstatten geht. Sie verabreichen das Kraut bei starken Menstruationsschmerzen.

Anwendungsform Für die Heilbehandlung empfiehlt sich die Zubereitung eines Fencheltees. Dazu einen gehäuften Teelöffel der Fenchelsamen im Mörser zerdrücken und mit einem viertel Liter kochendem Wasser übergießen, zehn Minuten ziehen lassen und anschließend abseihen. Je nach Stärke der Beschwerden können bis zu fünf Tassen davon möglichst ungesüßt getrunken werden. Mit abgekochtem Wasser verdünnt eignet sich der Tee auch für Augenspülungen.

Wirkung auf die Konstitution Fenchel reduziert Vata und besonders Pitta. Das Kapha-Dosha verändert sich unter dem Einfluss von Fenchel nicht, sofern man die Pflanze nicht übermäßig konsumiert.

Flachssamen

Pflanzenbeschreibung Flachssamen sind bei uns besser als Leinsamen bekannt. Flachs ist ein einjähriges Kraut mit bis zu 70 Zentimeter hohen Stängeln. Reift die Pflanze heran, bildet sich eine rundliche Kapsel, die etwa zehn Samen enthält.

Wirkung Leinsamen werden gern bei chronischer Darmträgheit verwendet. Sie quellen im Darm auf, wodurch die Darmperestaltik angeregt wird. Leinsamen fördern zudem den Auswurf, stärken das Herz und hemmen Entzündungen. Das Öl der Samen hilft bei Hämorrhoidalleiden ebenso wie bei Durchfall und Nierenbeschwerden. Auch um Gicht und Verbrennungen zu behandeln, verwendet man Flachs.

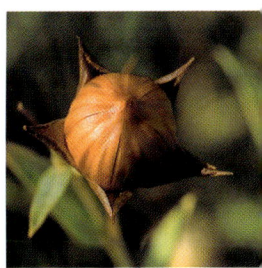

Leinsamen: altbewährt bei Verdauungsproblemen.

Anwendungsform Als Abführmittel kann man Flachssamen im Mörser zerstoßen und mit viel Wasser, Joghurt oder Fruchtmus einnehmen. Bei Entzündungen im Darm sollten die Samen schon vor der Einnahme in Flüssigkeit quellen. Dazu reichlich trinken. Flachs- und Rizinussamen im Mörser zerkleinert und mit Milch verrührt ergeben einen guten Umschlag, der Beschwerden bei Gicht lindert. Das Öl der Flachssamen mit Zitronensaft vermischt kann man zur Linderung auf leichte Verbrennungen auftragen.

Wirkung auf die Konstitution Flachssamen reduzieren das Vata. Sie vermehren sowohl Pitta als auch Kapha.

Gerste

Pflanzenbeschreibung Gerste gehört zur Pflanzenfamilie der Gräser und galt im antiken Griechenland als Geschenk der Göttin Demeter an die Menschen. Der hohe schlanke Halm hat beidseitig scharfe Blätter. Die länglichen Früchte sitzen in einer Schale und sind auch als Graupen bekannt. Das gelbe Getreide wird in Mittel- und Nordeuropa angebaut.

Wirkung Gerste hat fiebersenkende Wirkung und mildert die Beschwerden bei Blasenentzündungen. Außerdem stärkt das Getreide die Schleimhäute und wirkt lindernd bei starkem Husten und Heiserkeit. Gerstenschleim führt zur Heilung bei allen Formen von Magen-Darm-Erkrankungen. Wer dagegen zu Fettleibigkeit neigt, sollte Gerste so oft wie möglich und zu großen Teilen in seinen Speisezettel aufnehmen.

Anwendungsform Aus den Früchten der Gerste lässt sich gut ein Schleim bzw. ein wässriger Brei zubereiten. Dazu wird das Korn in der Schale so lange gekocht, bis diese aufspringt. In Milch gekocht eignet sich das Getreide für stillende Mütter, da es die Milchdrüsensekretion anregt. Alternativ zum Korn kann man ebenso direkt die Graupen verwenden, die sich in Wasser gekocht zu einem Brei verarbeiten lassen. Der Brei wird für eine ideale Wirksamkeit am besten ohne weitere Zusätze verzehrt. Für einen angenehmeren Geschmack kann er allerdings auch mit etwas Brühe gewürzt werden.

Wirkung auf die Konstitution Gerste reduziert Pitta und Kapha. Das Getreide vermehrt das Vata.

Gewürznelken

Pflanzenbeschreibung Der immergrüne Gewürznelkenbaum gehört zu den Myrtengewächsen und war ursprünglich auf den Molukken beheimatet. Die uns bekannten Gewürznelken sind die getrockneten Knospen des hohen Baums. Die gelblich weißen Blüten werden also geerntet, bevor sie sich öffnen.

Wirkung Sowohl Knospen als auch Blätter und Rinde des Baums sind reich an ätherischen Ölen. Sie stillen beispielsweise Schmerzen, fördern sowohl bei verstopfter Nase als auch bei Husten den Auswurf, wirken appetitanregend, stärkend und desinfizierend. Darüber hinaus fördern Nelken die Durchblutung und stimulieren die Reinigungsorgane des Körpers.

Anwendungsform Bei Husten oder Verstopfungen in der Nase helfen ein paar Tropfen Nelkenöl in einer Schale mit heißem Wasser. Mit dieser Mischung kräftig inhalieren. Gegen Zahnschmerzen und zum Desinfizieren von Mund- und Rachenraum kann man eine Nelke kauen. Geschmacklich weniger intensiv ist ein Tee aus den pulverisierten Nelken. Mit dem Aufguss gründlich spülen und gurgeln.

Wirkung auf die Konstitution Gewürznelken vermehren Pitta und reduzieren sowohl Kapha als auch Vata. Nelkenpulver zusammen mit etwas Zucker vermeidet eine Störung des Pitta.

Nebenwirkungen Bei der Verwendung von Gewürznelken sollte man Maß halten. Die große Menge ätherischer Öle kann zur Reizung der Schleimhäute führen.

Granatapfel

Pflanzenbeschreibung Der Granatapfel ist eine Beerenfrucht, die einen stattlichen Durchmesser von bis zu 14 Zentimetern erreichen kann. Der immergrüne Granatapfelbaum wird schon seit vorgeschichtlicher Zeit kultiviert. Er gedeiht in warmen Ländern und bildet große trompetenförmige Blüten, bevor sich die Frucht entwickelt.

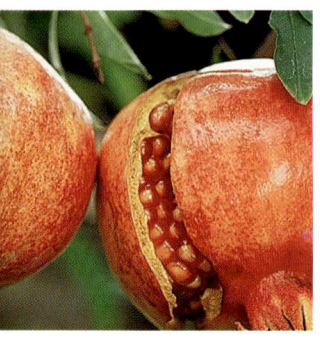

Vielseitig und schmackhaft: Granatäpfel sind in ihrer vielseitigen Anwendbarkeit und Heilwirkung die Nummer eins unter den Heilpflanzen.

Wirkung Granatäpfel sind reich an Kalium, Kalzium, Kupfer und Eisen. Sie helfen bei der Bildung roter Blutkörperchen, sie kräftigen Geist und Herz. Die köstlichen Früchte regen den Appetit an und können auch bei Übelkeit eingesetzt werden, um Erbrechen zu verhindern. Früher waren Granatäpfel auch als Mittel zur Bekämpfung von Bandwürmern bekannt.

Anwendungsform Die Kerne der kugeligen Frucht kann man kauen. Angenehmer ist es jedoch, die Äpfel zu entsaften.

Wirkung auf die Konstitution Reife Früchte können weder Kapha noch Vata oder Pitta aus dem Gleichgewicht bringen. Sind die verwendeten Früchte allerdings noch nicht ganz reif, so werden Kapha und Vata reduziert. Pitta wird in diesem Fall vermehrt.

Hafer

Pflanzenbeschreibung Hafer ist ein Rispengras oder auch Süßgras, das von Juni bis August blüht. Die einjährige Pflanze ist nicht sehr anspruchsvoll und kann in vielen Regionen, sogar in Höhen bis 1500 Metern angebaut werden. Hafer stammt ursprünglich aus Vorderasien. Er wird kurz vor der Blüte geerntet und getrocknet.

Wirkung In erster Linie kommen die nährstoffreichen Haferkörner zum Einsatz, um einen geschwächten Organismus wieder zu stärken. Sie versorgen den Körper mit wichtigen Kohlenhydraten, Fetten, Eiweiß, Zucker, Ballaststoffen und vor allem mit Zink. Darüber hinaus senkt das Getreide den Cholesterinspiegel. Es wirkt antidepressiv, beruhigt und stärkt die Nerven. In der ayurvedischen Medizin wird abgekochter Hafer sogar bei Opiumentziehungskuren eingesetzt, weil er Entzugserscheinungen lindert.

Anwendungsform Wegen seiner leichten Verdaulichkeit ist Hafer das ideale Nahrungsmittel für Kranke und Genesende sowie bei Störungen im Magen-Darm-Trakt. Bei Reizmagen oder Reizdarm den Hafer mit Wasser zu einer Haferschleimsuppe aufkochen. Zur Stärkung der Nerven empfiehlt sich ein Tee aus grünem Hafer. Aus den zerkleinerten Pflanzenteilen bereitet man ihn zu, indem man zwei Teelöffel davon mit kochendem Wasser übergießt, das Ganze zehn Minuten ziehen lässt und dann abseiht.

Wirkung auf die Konstitution Hafer vermindert Vata und Pitta. Es vermehrt Kapha.

Für Lust und Liebe

Es muss nicht immer Viagra sein – die ayurvedische Heilkunde kennt auch in Sachen Erotik die richtigen Mittel, um das Fortpflanzungssystem, und damit letztlich auch den gesamten Organismus zu stärken. Denn bestimmte Pflanzen führen dem Körper neue Kräfte zu, indem sie die Geschlechtsorgane kräftigen.

Ingwer steht beispielsweise im Ruf, potenzsteigernde Eigenschaften zu besitzen. Er entspannt, und in Kombination mit seiner durchblutungsfördernden Wirkung auf Bauch und Sexualorgane kann man durchaus von einem Aphrodisiakum sprechen! Gleiches gilt für **Kardamom**, und auch **Mandeln** sagt man nach, die schwindende Manneskraft zu stärken.

Wer seinem Liebesleben sanft auf die Sprünge helfen möchte, der kann auch zu **Nelken** oder **Muskat** greifen. Das Öl der Muskatnuss auf das männliche Glied gerieben verhindert darüber hinaus eine vorzeitige Ejakulation.

Für die richtige sinnliche Stimmung sorgt **Safran**. Als Gewürz im Abendessen regt er vor allem bei Frauen den Appetit an auf einen Nachtisch der besonderen Art. Auch rohe **Zwiebeln** haben eine überaus aphrodisierende Wirkung, zumindest auf denjenigen, der sich mit dem Geruch arrangiert!

Auch **Bockshornklee**, **Spargel** und **Sesamsamen** sagt man nach, dass sie einen anregenden Einfluss auf das Liebesleben haben. Was am besten wirkt, sollte bei Bedarf aber jeder selbst ausprobieren.

Ingwer

Pflanzenbeschreibung Ingwer ist eine mehrjährige schilfartige Pflanze, die an Schwertlilien erinnert. Diese Ähnlichkeit ist nicht zufällig, denn beide Pflanzen stammen aus der Familie der Gewürzlilien. Zu Hause ist sie in Asien, sie wird aber heute in vielen Teilen der Erde angebaut. Besonders in China und Indien ist Ingwer eine Heilpflanze von extrem großer Bedeutung und dort auch bereits mehr als 2000 Jahre bekannt. Verwendet wird meist der Wurzelstock, der horizontal in der Erde wächst.

Wirkung Neben ätherischem Öl sind im Wurzelstock des Ingwers vor allem Stärke, Fette, Eiweiß und Ballaststoffe enthalten. Außerdem findet man Mineralstoffe, wie Eisen, Phosphor und Kalzium, sowie viele Vitamine. Die positive Wirkung von Ingwer auf den menschlichen Organismus scheint unerschöpflich. So eignet sich die Pflanze z. B. zur Bekämpfung der Reisekrankheit. Schwindelgefühl und Übelkeit sowie Erbrechen und Durchfall werden gelindert.

Generell unterstützt Ingwer die Verdauung sowie den gesamten Magen-Darm-Bereich. Er bekämpft Bakterien, Pilze und Würmer, die zu ganz erheblichen gesundheitlichen Störungen führen können. Er beugt krankhaften Veränderungen der Zellstruktur vor und stärkt das Immunsystem. Bei Husten, Halsschmerzen, aber auch bei Kopfschmerzen, Herz-Kreislauf-Beschwerden, rheumatischen Erkrankungen, Frostbeulen und bei Entgiftungskuren findet Ingwer Verwendung. Bei Kindern wird Ingwer gern zur Linderung von Keuchhusten verabreicht.

Im seelischen Bereich hilft Ingwer bei leichten depressiven Verstimmungen, die mit Antriebslosigkeit und Abgeschlagenheit einhergehen.

Anwendungsform Ingwer kann man frisch verwenden, als Pulver, in getrockneter Form oder auch als Saft. In allen Variationen ist die Pflanze sehr aromatisch und scharf. Den Saft der Wurzel erhält man, indem man sie sehr fein reibt und die geriebene Wurzel dann durch ein grobes Baumwolltuch presst. Der frisch gewonnene Ingwersaft fördert den Appetit und die Verdauung.

Frischer Ingwer ist ein wenig milder. Er eignet sich für Vata- und Pitta-Menschen. Personen mit Kapha-Kontitution sollten das konzentrierte Pulver vorziehen. Mit Ingwerpulver gewürzte Speisen sind leichter verdaulich. Ob bei Erkältungskrankheiten oder Übelkeit, eine Tasse Ingwertee hilft. Man kann ihn zubereiten, indem man eine Messerspitze Pulver in kochendem Wasser löst oder einen Teelöffel der getrockneten Pflanzenteile mit einem viertel Liter ko-

Nicht jedermanns Geschmack: An das leicht scharfe Aroma der heilsamen Knolle müssen sich manche Menschen erst gewöhnen.

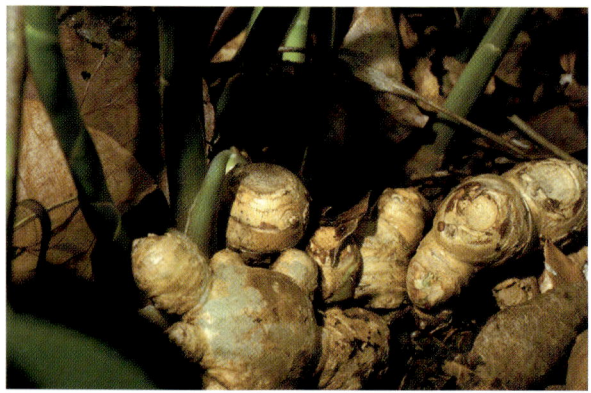

chendem Wasser übergießen und etwa zehn Minuten ziehen lässt. Auch aus frischem Ingwer kann man einen hervorragenden Tee bereiten, indem man ein wenig vom Wurzelstock in eine Tasse reibt und mit kochendem Wasser aufgießt. Zur Vorbeugung von Symptomen der Reisekrankheit hilft es, vor Antritt einer Flug- oder Schiffsreise in halbstündigen Abständen Ingwertee zu trinken. Stattdessen kann man auch kandierte Ingwerstäbchen naschen. Menschen mit starken Beschwerden sollten ein winziges Stückchen der Wurzel kauen. Bei Kopfschmerzen bringt eine Ingwerpaste Linderung. Dazu einen Teelöffel Ingwerpulver mit etwas warmem Wasser verrühren, bis eine streichfähige Paste daraus entsteht. Diese auf Stirn und Schläfen auftragen. Achtung: Die Paste kann ein leichtes Brennen auf der Haut verursachen.

Muskel- und Gelenkschmerzen können mit Ingwerumschlägen behandelt werden. Man kocht einige Esslöffel der getrockneten Pflanzenteile, einen Teelöffel Pulver oder etwa 150 Gramm frisch geriebenen Ingwer mit Wasser auf. Ein Baumwolltuch in die Flüssigkeit tauchen und so so heiß wie möglich auf die schmerzenden Knochen legen.

Wirkung auf die Konstitution Vata und Kapha werden gemindert, Pitta bleibt unbeeinflusst. Besonders für Kapha-Menschen eignet sich Ingwer hervorragend zur Verbesserung der Verdauung.

Nebenwirkungen Bei Erbrechen und Übelkeit während der Schwangerschaft sollte Ingwer vorsichtig eingesetzt werden. Auch bei Entzündungen, hohem Fieber und starken Blutungen ist es besser, auf die Verwendung von Ingwer zu verzichten.

Kalmus

Pflanzenbeschreibung Die wild wachsende Sumpfpflanze hat schwertförmige Blätter und kann bis zu einem Meter hoch werden. Sie gehört zu den Aronstabgewächsen und ist auch als Deutscher Ingwer oder Magenwurz bekannt. Therapeutisch verwendet wird der Wurzelstock des Kalmus.

Wirkung Kalmus beinhaltet ätherisches Öl, aber auch Bitterstoffe, Gerbstoffe, Vitamine, Mineralien, Eiweiß und Stärke. Die Wurzel wird zur Behandlung des Verdauungsapparats eingesetzt. Sie regt den Appetit an und stärkt vor allem den nervösen Magen. Darüber hinaus fördert Kalmus den Auswurf und kann als Brechmittel verwendet werden. Er lindert Erkältungskrankheiten, besonders Nebenhöhlenentzündungen. Ayurvedische Mediziner schätzen die Fähigkeit der Pflanze, den Geist zu klären und das Bewusstsein zu erweitern. So wird die Wurzel auch angewendet, um das Gedächtnis zu verbessern oder die Intelligenz bei einem heranwachsenden Kind zu fördern. Schließlich stärkt Kalmus den Kreislauf und das Muskelgewebe und lindert Hautausschläge, Kopfschuppen und rheumatische Beschwerden.

Anwendungsform In Indien wird bei Nebenhöhlenentzündungen die pulverisierte Wurzel wie Schnupftabak benutzt. Kopfschmerzen, die von verstopften Nebenhöhlen herrühren, sollen auf diese Art ebenfalls verschwinden. Täglich mit etwas Milch verabreicht fördert das Pulver die Intelligenz. Tee lässt sich daraus zubereiten, indem man zwei Teelöffel der zerkleinerten Wurzel mit einem viertel Liter heißem Wasser übergießt und 15 Minuten ziehen lässt. Anschließend abseihen und den Tee abkühlen lassen. Vor jeder Mahlzeit sollte eine Tasse davon getrunken werden, um einen nervösen Magen wieder zu harmonisieren.

Eine therapeutische Anwendung kann durch Bäder unterstützt werden. Dafür lässt man etwa 150 Gramm Pflanzenteile zehn Minuten lang in einem Liter kochendem Wasser ziehen. Anschließend abseihen und in das Badewasser geben. Diese Therapie hilft auch gegen großflächige Hautausschläge. Sind nur kleine Stellen befallen, reicht es, diese mit einem Kalmustee zu betupfen. Bei Kopfschuppen den lauwarmen Tee langsam über den Kopf gießen. Die Anwendung sollte mehrmals wiederholt werden.

Wirkung auf die Konstitution Kalmus reduziert Vata und Kapha. Es verstärkt Pitta. Man sagt, dass die Heilpflanze Kinder davor schützt, Kapha-Störungen zu bekommen.

Nebenwirkungen Während einer Schwangerschaft ist die Verwendung von Kalmus nicht ratsam. Auch sollte sie nicht über einen langen Zeitraum erfolgen bzw. in Zweifelsfällen mit einem Fachmann besprochen werden.

Kamille

Pflanzenbeschreibung Das einjährige Korbblütengewächs ist auch als Hermel oder Kummerblume bekannt und gedeiht, landläufig als Ackerunkraut bezeichnet, nahezu in ganz Europa am Straßenrand, auf Wiesen und Feldern. Es verrät sich durch den typischen milden Kamillengeruch. An kniehohen Stängeln sitzen gelbe Blütenköpfe mit weißen Blütenblättern, die im Juni und Juli gesammelt werden.

Wirkung Bei Magenbeschwerden ebenso wie bei verstopfter Nase ist Kamillentee ein altes und gut bewährtes Hausmittel. Die Kamille wirkt entzündungshemmend und krampflösend, unterstützt den Heilungsprozess bei Wunden, lindert Kopfschmerzen und hat einen sehr günstigen Einfluss auf die Nerven.

Anwendungsform Die bekannteste Version ist der Kamillentee. Zwei Teelöffel Kamillenblüten werden dafür in eine Tasse gegeben und mit kochendem Wasser übergossen. Die Mischung sollte zehn Minuten ziehen und nach dem Abseihen ein wenig abkühlen. Mit Kamillentee können auch schlecht heilende Wunden gespült oder betupft werden. Das gilt auch für Hautpilzerkrankungen. Bei Entzündungen der Atemwege oder Nebenhöhlenentzündungen empfiehlt sich ein Kamillendampfbad. Hierfür eine Hand voll Kamillenblüten in ein weites Gefäß geben und mit kochendem Wasser aufgießen. Die Dämpfe tief einatmen. Bei Entzündungen der Schleimhäute im Vaginal- oder Analbereich den Aufguss leicht abkühlen lassen und dann ein Sitzbad machen.

Wirkung auf die Konstitution Kamille reduziert Kapha und Pitta. Sie vermehrt Vata.

Nebenwirkungen Bei Kamille ist zu bedenken, dass es sich um eine Arzneipflanze handelt. Kamillentee sollte also nicht täglich in großen Mengen getrunken werden, denn das kann zu Symptomen wie innere Unruhe oder Schwindelgefühl führen. Für Augenspülungen ist Kamillentee ungeeignet. Er kann die Bindehaut reizen.

Kardamom

Pflanzenbeschreibung Die bis zu drei Meter hohe Pflanze gehört zur Familie der Ingwergewächse und ist in Indien, Sri Lanka, Indonesien und Teilen Afrikas zu Hause. Für die heilpflanzliche Anwendung verwendet man die in Kapseln eingelagerten Samen.

Wirkung In den Samen des Kardamom findet man in reichlichen Mengen ätherisches Öl. Es sorgt für den angenehmen Duft, das süßscharfe Aroma und für seine Heilwirkung. Darüber hinaus enthält Kardamom Eisen, Eiweiß und Vitamine. Das Gewürz fördert die Verdauung, hilft, Blähungen zu lösen, und regt den Appetit an. Es unterstützt beim Abhusten, reinigt die Mundhöhle nach dem Essen, regt die Schweißdrüsen an und stoppt saures Aufstoßen sowie Erbrechen. Nicht zuletzt stärkt Kardamom Herz und Lunge und sorgt für einen frischen Atem.

Anwendungsform Natürlich kann man aus den Samen der Pflanze einen Tee zubereiten. Häufiger wird man sie jedoch in pulverisierter Form verwenden. Das Pulver anderen Kräutertees beigemengt, sorgt für eine würzige Note. Es verbessert außerdem die Verträglichkeit von Kaffee. Eine Messerspitze des Pulvers mit lauwarmer Milch vermischt hilft besonders empfindlichen Menschen bei Verdauungsschwierigkeiten. Das Pulver sollte vorsichtig dosiert werden, da sein Geschmack recht intensiv ist.

Wirkung auf die Konstitution Vata und Kapha werden von Kardamom reduziert. Pitta dagegen wird vermehrt.

Knoblauch

Pflanzenbeschreibung Das ursprünglich aus China stammende Liliengewächs entwickelt einen aufrechten Blütenschaft, der bis zu einem Meter hoch werden kann. Für die Heilkunde von Interesse ist die runde Zwiebel unter der Erde.

Wirkung Die Wirkung der Heilpflanze ist breit gefächert. In erster Linie sind sicher die bakterientötende Eigenschaft sowie die gefäßerweiternde Wirkung des Knoblauchs zu nennen. Auch Bluthochdruck kann durch den häufigen Verzehr von Knoblauch über einen langen Zeitraum vermieden oder zumindest gelindert werden. Zwar wird das Gewächs hier und da gezielt zur Bekämpfung gesundheitlicher Probleme, z. B. bei Erkrankungen der Atemwege oder bei Verdauungsbeschwerden, eingesetzt, häufiger jedoch nimmt man es zur allgemeinen Stärkung und Gesunderhaltung. Knoblauch senkt den Cholesterin- und den Blutzuckerspiegel. Er wirkt schmerzstillend, keimtötend und fäulnishemmend, krampflösend, harntreibend, bekämpft Würmer, die sich in den Eingeweiden eingenistet haben, regt den Stoffwechsel der Leber an und fördert die Menstruation.

Anwendungsform Knoblauch sollte regelmäßig auf jedem Speiseplan stehen. Allerdings haben der scharfe Geschmack und der bisweilen penetrante Geruch nicht ausschließlich Liebhaber! Um dennoch von der guten Wirkung zu profitieren, kann man auf die im Reformhaus erhältlichen Kapseln zurückgreifen. Die frischen Knoblauchzehen würzen gerieben, gepresst oder klein geschnitten Fleisch-, Fisch-, Nudel-, Reis- und Gemüsegerichte. Zerquetschte Knoblauchzehen in Milch mit ein wenig Honig verrührt wirken gegen starken Husten. Eine Alternative ist Knoblauchsaft. Hierzu hackt man etwa fünf mittelgroße Zehen sehr fein, mischt sie mit fünf Teelöffeln Zucker, kocht das Ganze mit einem viertel Liter Wasser auf und lässt die Mischung rund fünf Minuten ziehen. Anschließend abseihen, etwas abkühlen lassen und löffelweise einnehmen.

Knoblauchöl erhält man, indem man drei Zehen zerquetscht und in wenig Öl, am besten Sesamöl, erhitzt. Bei Ohrenschmerzen tröpfelt man dieses Öl noch warm vorsichtig ins Ohr. Auch bei Zahnschmerzen und gereiztem Zahnfleisch ist das Öl empfehlenswert.

Wirkung auf die Konstitution Menschen des Vata- oder Kapha-Typs sollten die Knolle regelmäßig zu sich nehmen. Beide Konstitutionen werden reduziert. Pitta dagegen wird in einem Maß vermehrt, dass der Genuss Pitta-Menschen nicht empfohlen wird.

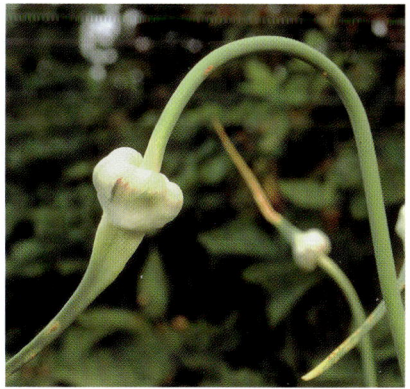

Starke Knolle:
Schon die Blüte des zwiebelartigen Lauchgewächses lässt erahnen, was sich unter der Erde verbirgt.

Koriander

Pflanzenbeschreibung Koriander ist ein Doldengewächs, das in Teilen Asiens und Nordafrikas beheimatet ist und eine Höhe von bis zu 90 Zentimeter erreichen kann. Geerntet und verwendet werden nur die voll ausgereiften Früchte.

Wirkung Die Würzpflanze enthält vor allem ätherische Öle, die für den feinen Geschmack und den angenehmen Duft, natürlich aber auch für die heilsame Wirkung sorgen. Erwähnenswert sind Gerbstoffe, Eiweiß und der Gehalt an Vitamin C. Koriander hilft bei Entzündungen im Verdauungstrakt, gegen Durchfall und gegen Blähungen. Auch bei mangelndem Appetit kann man zu Koriander greifen. Darüber hinaus wird das Gewürz sehr gern bei Gallenblasenproblemen, kindlichem Asthma, Hautausschlägen, Ekzemen, allergischen Reaktionen oder rheumatischen Erkrankungen verwendet.

Anwendungsform Die Früchte werden möglichst schnell, aber schonend getrocknet, zerstoßen und zum Würzen oder zur Zubereitung von Tee verwendet. Röstet man die Samen vor dem Zerstoßen, kann das gewonnene Pulver als Kaffeeersatz genommen werden. Das ist z. B. Rheumatikern zu empfehlen. Ein gründlich gefilterter Tee ist eine hervorragende Augenspülung. Für Kinder, die unter Asthma leiden, stellt man einen kalten Aufguss aus den Samen her und süßt diesen mit wenig Zucker. Vor dem Frühstück trinken.

Wirkung auf die Konstitution Koriander reduziert Pitta. Für Pitta-Typen ist die Anwendung sehr empfehlenswert. Vata und Kapha werden nicht aus dem Gleichgewicht gebracht.

Kürbiskerne

Pflanzenbeschreibung Der Kürbis ist eine eindrucksvolle Pflanze mit großen grünen Blättern und leuchtend gelben Blüten. Ebenso eindrucksvoll ist die Frucht, die aus den Blüten entsteht. Es gibt unterschiedliche Kürbisarten in verschiedener Form und Größe. Am gebräuchlichsten ist in Europa der runde Kürbis mit einer harten, orangefarbenen Schale.

Wirkung Die Samen der Frucht, die Kürbiskerne, sind sowohl geschmacklich als auch in heilkundlicher Hinsicht von großem Interesse. Sie enthalten wertvolle Fettsäuren, Eiweiß und viele Vitamine. Bei Blasenbeschwerden und gutartigen Prostataleiden können Kürbiskerne Linderung bringen. Auch bekämpfen die Inhaltsstoffe Parasiten, wie z. B. Bandwürmer. Ganz allgemein verbessert eine regelmäßige Einnahme die Durchblutung. Das Fruchtfleisch des Kürbisses unterstütz Entgiftungs- und Entschlackungskuren.

Anwendungsform Die Samen des Kürbisses werden geschält und getrocknet. In dieser Form kann man sie knabbern, in Brot einbacken oder einem Müsli beimischen. Für eine gute Wirkung etwa drei Esslöffel Kürbiskerne täglich über einen Zeitraum von mehreren Monaten verzehren. Als Alternative zu den Kernen empfiehlt sich Kürbiskernöl. Es schmeckt im Salat oder auf ein Stück Brot geträufelt. Das Kürbisfruchtfleisch schmeckt als Suppe, gebraten, gedünstet oder im Salat.

Wirkung auf die Konstitution Die Samen bzw. das Öl des Kürbisses reduzieren Vata und vermehren Kapha. Nicht übermäßig dosiert, bleibt Pitta unberührt.

Kurkuma (Gelbwurz)

Pflanzenbeschreibung Die aus Indien stammende Würzpflanze gehört zu den Ingwergewächsen. Für Heilzwecke ist der unterirdische Wurzelstock interessant. Er wird ausgegraben, kurz abgebrüht und dann getrocknet. Nach dem Abbrühen färbt sich die Wurzelknolle gelb, weshalb Kurkuma auch unter dem Namen »Gelbwurz« geführt wird.

Wirkung Für die heilsame Wirkung sind vor allem die ätherischen Öle sowie Bitterstoffe verantwortlich. Kurkuma fördert die Bildung von Galle. Das Gewürz unterstützt die Verdauung, reinigt das Blut und beseitigt Hautunreinheiten. Ebenso wirksam ist es bei Asthma, Heuschnupfen und Allergien.

Anwendungsform Der Wurzelstock wird zu Pulver verarbeitet. In dieser Form ist Kurkuma in Curry und anderen Gewürzmischungen enthalten, es ist aber auch separat erhältlich. Kurkuma ist bitter und leicht scharf im Geschmack und macht Speisen leichter verdaulich. Klimaveränderungen sind kein Problem, wenn ein Glas Buttermilch mit einer Prise Kurkuma getrunken wird.

Wirkung auf die Konstitution In getrockneter Form reduziert Kurkuma sowohl Pitta als auch Kapha. Vata dagegen wird vermehrt.

Nebenwirkungen Bei Gallensteinen oder dem Verschluss der Gallenwege sollte auf die Einnahme von Kurkuma verzichtet werden.

Löwenzahn

Pflanzenbeschreibung Löwenzahn gehört zu den Korbblütlergewächsen und ist extrem anpassungsfähig. Wird seine kräftige Pfahlwurzel nicht vollständig vernichtet, wird er sich in jedem Boden wieder vermehren. Zwischen grünen, rosettenartig angelegten Blättern wächst ein Stängel, an dessen Ende sich eine kräftig gelbe Blüte bildet.

Wirkung In den Blättern und vor allem im Stängel befindet sich ein Pflanzensaft, der Bitterstoffe, Gerbstoffe, Spurenelemente, Vitamine und Mineralstoffe, insbesondere Kalzium, enthält. Löwenzahn fördert die Ausscheidung. Aus diesem Grund nimmt man die Heilpflanze gern als Basis einer Entgiftungs- bzw. Entschlackungskur. Wer zur Bildung von Gallensteinen neigt, sollte eine Behandlung mit Löwenzahn versuchen. Auch Rheumatiker und Gichtpatienten können davon profitieren. Ihre Schmerzen werden unter dem Einfluss des Krauts nicht selten gelindert.

Anwendungsform In Apotheke und Reformhaus sind Tee aus getrockneten Pflanzenteilen und konzentrierter Pflanzensaft erhältlich. Beides ist im Geschmack ausgesprochen eigen. Tee bereitet man aus zwei Teelöffeln der geschnittenen Pflanzenteile, die mit einem viertel Liter kaltem Wasser bedeckt und aufgekocht werden. Nach einer Minute abseihen und den Tee möglichst heiß trinken. Als Kur sollte man mindestens zwei Tassen Löwenzahntee täglich zu sich nehmen. Vom konzentrierten Saft sind zwei Esslöffel täglich ausreichend. Im Frühjahr geben die schmackhaften jungen Blätter jedem Salat eine ganz besondere Note.

Wirkung auf die Konstitution Die Heilpflanze reduziert Pitta und Kapha. Sie vermehrt hingegen Vata.

Nebenwirkungen Im Grunde kann man beim maßvollen Gebrauch von Löwenzahn nicht von Nebenwirkungen sprechen. Es ist allerdings beobachtet worden, dass der übermäßige Verzehr der Blütenstängel zu Bauchschmerzen und Übelkeit führen kann. Entgegen der häufigen Annahme ist der Löwenzahn nicht giftig!

Majoran

Pflanzenbeschreibung Das Lippenblütlergewächs ist auch als Kuchelkraut oder Wurstkraut bekannt. Die stark verzweigte Pflanze wird bis zu 50 Zentimeter hoch. Sie hat dünne Stängel und kleine Blätter und fällt durch ihren starken Geruch auf. Während der Blütezeit im Juni und August sind die für die Gesundheit wichtigen Inhaltsstoffe am stärksten ausgeprägt. Jetzt wird das gesamte Kraut kurz über dem Boden abgeschnitten und getrocknet.

Wirkung Wer eine schlechte Verdauung hat, kann sich mit Majoran helfen. Besonders bei Blähungen oder Übelkeit hat das Kraut eine mildernden Wirkung. Ebenso wird Majoran bei Husten, Asthma, Ohrenschmerzen, Zahnschmerzen, rheumatischen Beschwerden, Prellungen, Verstauchungen und zur Senkung von Fieber eingesetzt.

Anwendungsform Nicht nur geschmacklich profitieren vor allem sehr schwere und fette Gerichte von dem Gewürzkraut, sie werden mit Hilfe von Majoran auch deutlich leichter ver-

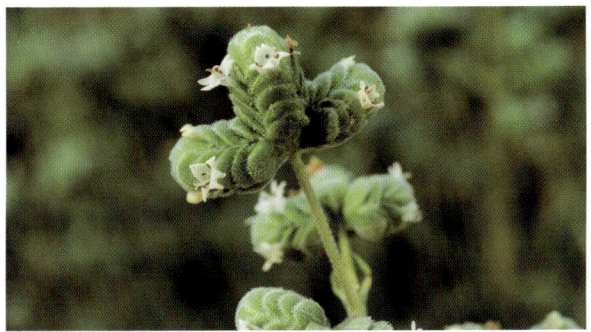

daut. Für eine Tasse Majorantee nimmt man einen Teelöffel des Krauts und gießt es mit kochendem Wasser auf. Zweimal täglich je eine Tasse schluckweise trinken. Für die äußerliche Anwendung ist eine Majoransalbe empfehlenswert. Man schneidet einen Esslöffel getrockneten Majoran sehr klein und gibt einen Esslöffel Weingeist darüber. Das Ganze mehrere Stunden ziehen lassen. Die Mischung dann zusammen mit einem Esslöffel Butter ungefähr zehn Minuten erhitzen. Die entstandene Flüssigkeit abseihen, erkalten lassen.

Für Nerven und Kreislauf: In der indischen Medizin wird der Majoran wegen seiner entspannenden und stärkenden Wirkung geschätzt.

Wirkung auf die Konstitution Vata und Kapha werden durch den Genuss von Majoran reduziert. Pitta wird gestärkt.

Nebenwirkungen Majoran enthält ätherische Öle, die bei übermäßigem Gebrauch zu Kopfschmerzen führen können. Der Gebrauch von Salben ist nebenwirkungsfrei.

Mandel

Pflanzenbeschreibung Der Mandelbaum ist ein Rosengewächs, das seine Wurzeln in Vorder- und Zentralasien hat, heute jedoch im gesamten Mittelmeerraum, in Südafrika, Australien und Kalifornien kultiviert wird. Der Baum kann eine Höhe von bis zu acht Metern erreichen und trägt weiße oder zartrosa Blüten.

> **Wirkung** Mandeln enthalten Eiweiß, Enzyme sowie viele Vitamine und Mineralstoffe. Sie werden gern als sanftes Abführmittel verwendet. Darüber hinaus sorgen Mandeln für ein stabiles Nervenkostüm und einen guten Schlaf. Bittermandeln haben zudem eine blutverdünnende Wirkung und fördern den Harndrang.

Anwendungsform Gern knabbert man Mandeln zwischendurch als köstlichen Snack und gesunden Energielieferanten. Äußerlich in Form von einem milden Waschpeeling angewendet beseitigt Mandelkleie Hautunreinheiten und schenkt einen zarten Teint. Auch Mandelöl ist ein gutes Hautpflegemittel. Zur allgemeinen Stärkung eines geschwächten Organismus legt man süße Mandeln zehn Tage in Honig ein. Täglich drei Stück mit etwas heißer Milch auf nüchternen Magen verzehren.

Wirkung auf die Konstitution Mandeln senken Vata. Sie stärken dagegen Pitta und Kapha.

Nebenwirkungen Bei süßen Mandeln sind keine Nebenwirkungen bekannt. Vorsicht jedoch bei Bittermandeln, sie enthalten ein giftiges Blausäureglykosid.

Meerrettich

Pflanzenbeschreibung Zwischen langen grünen Blättern des Kreuzblütlers entwickeln sich Stängel mit weißen Blüten. Für die heilkundliche Anwendung ist die kräftige Pfahlwurzel wichtig, die auch Bauernsenf oder Pfefferwurzel genannt wird.

Wirkung Meerrettich fördert die Verdauung, lindert Infektionen der Nieren und der Harnwege sowie die Symptome einer Bronchitis. Außerdem tötet die scharf schmeckende Wurzel Bakterien, fördert den Harnfluss und wirkt schweißtreibend. Zudem ist Meerrettich ein wirkungsvolles Mittel gegen Gelenk-, Kopf- und Zahnschmerzen.

Anwendungsform Die beste Wirkung erzielt man mit der frisch geriebenen Wurzel, die sich gut im Kühlschrank mit Olivenöl bedeckt aufbewahren lässt. Fette Wurst-, Fleisch- und Fischgerichte werden durch die Zugabe von Meerrettich bekömmlicher. Zur äußerlichen Anwendung gibt man etwas von der geriebenen Wurzel auf ein Baumwolltuch und legt dies für höchstens zehn Minuten auf schmerzende Gelenke oder bei Zahn- und Kopfschmerzen in den Nacken.

Wirkung auf die Konstitution Meerrettich reduziert Vata und Kapha. Die aromatische Wurzel vermehrt Pitta.

Nebenwirkungen Wegen seiner heftigen Wirkung ist bei der Dosierung von Meerrettich Vorsicht geboten. Bei zu großen Mengen kann es zu Reizungen des Verdauungsapparats und der Haut kommen. Umschläge mit Meerrettich sollten keinesfalls länger als zehn Minuten auf der Haut bleiben.

Melisse

Pflanzenbeschreibung Melisse ist eine staudenartige bis zu 90 Zentimeter hohe Pflanze mit weißen, unscheinbaren Blüten. Die Blätter sollten vor der Blüte geerntet und schonend getrocknet werden.

Wirkung Das in der Küche beliebte Gewürzkraut wirkt beruhigend und ausgleichend. Symptome, die von einem labilen Nervenkostüm herrühren, wie z. B. ein nervöser Magen, lassen sich mit Melisse behandeln. Sie bekämpft Bakterien, ist schweißtreibend, löst Blähungen und nimmt Insektenstichen den Juckreiz.

Anwendungsform Am bekanntesten ist der Melissengeist, Tee tut aber ebenso seine Wirkung. Zur Zubereitung gießt man einen gehäuften Esslöffel der getrockneten und zerkleinerten Pflanzenteile mit einem viertel Liter kochendem Wasser auf. Die Mischung zehn Minuten ziehen lassen. Bei Schlafstörungen eine Tasse des Melissentees zwei Stunden, eine weitere Tasse kurz vor dem Zubettgehen trinken. Insektenstiche mit etwas Melissentee betupfen. Frische gehackte Melissenblätter sind eine gesunde und aromatische Beigabe zu Salat. Bei nervösen Beschwerden wirkt ein Vollbad wahre Wunder. Kochen Sie dafür einen Liter hoch dosierten Tee, und geben Sie ihn in das Badewasser.

Wirkung auf die Konstitution Kapha- und Pitta-Typen profitieren von der Wirkung der Melisse, denn beides wird reduziert. Vata jedoch lässt sich von dem Kraut nicht aus dem Gleichgewicht bringen.

Minze

Pflanzenbeschreibung Die Minze gehört zu den bekanntesten Heilpflanzen. Sie trägt ährenförmig angeordnete, rosafarbene Blüten. Für Therapiezwecke werden ausschließlich Kulturpflanzen benutzt, da die Wirksamkeit wild wachsender Arten nicht gesichert ist. Die Blätter werden vor der Blüte geerntet und getrocknet.

Wirkung Ätherische Öle, besonders Menthol, Bitter- und Gerbstoffe sorgen dafür, dass das Gewächs bei vielen Beschwerden als ideales Hausmittel gilt. So wirkt Minze z. B. schweiß- und harntreibend, fiebersenkend und schmerzstillend, besonders bei Kopf- und Magenschmerzen. Übelkeit und Brechreiz lassen sich mit Hilfe von Minze ebenso beseitigen wie Husten. Sie reguliert darüber hinaus rheumatische Beschwerden und Nervenschmerzen.

Anwendungsform Aus einem Esslöffel der gehackten getrockneten Blätter und einem viertel Liter kochendem Wasser lässt sich ein wohlschmeckender Tee bereiten, der bei akuten Beschwerden schnell Linderung bringt. Zum Inhalieren ein paar Tropfen Minzöl in heißes Wasser geben. Einen Tropfen auf die Fingerspitzen getupft und damit die Schläfen massiert beseitigt Kopfschmerzen.

Wirkung auf die Konstitution Minze reduziert Pitta und Kapha. Vata bleibt im Gleichgewicht.

Nebenwirkungen Wie bei der Kamille gilt auch hier: Pfefferminztee gezielt anwenden statt dauerhaft in Mengen trinken.

Muskat

Pflanzenbeschreibung Der immergrüne Muskatnussbaum gedeiht in zahlreichen tropischen Regionen. Die Muskatnuss ist der Samen der Frucht des Baums, die einem Pfirsich ähnelt. Der Samen wird getrocknet und von der Schale befreit.

▶ **Wirkung** Muskatnuss regt den Appetit an, wirkt krampflösend und schmerzstillend. Die Samen fördern den Auswurf, stärken das Herz, unterstützen den Stoffwechsel der Leber und fördern die Galleproduktion. Muskat stoppt Übelkeit, Erbrechen und in einem Glas Buttermilch getrunken Durchfall. Sie hilft bei unkontrolliertem Urinabgang, fördert die Menstruation, senkt Fieber und sorgt für einen tiefen und ruhigen Schlaf.

Anwendungsform Muskat kann sparsam in fast alle Speisen gerieben werden. Zu stark dosiert dominiert es den Geschmack des Essens auf unangenehme Weise. Ein Teil geriebene Muskatnuss mit einem Teil Ingwerpulver gemischt und mit kaltem Wasser eingenommen, stoppt Durchfall.

Wirkung auf die Konstitution Die Samen reduzieren Vata und Kapha. Sie vermehren Pitta.

Nebenwirkungen In der Zusammensetzung der enthaltenen ätherischen Öle der Muskatnuss spielt ein Stoff eine kleine Rolle, der giftig ist. Möglicherweise trägt er dazu bei, dass eine Überdosierung zu Benommenheit und Kopfschmerzen führt. Muskat sollte aus diesem Grund unbedingt immer sehr sparsam benutzt werden.

Nachtkerze

Pflanzenbeschreibung Die etwa einen Meter hohe Pflanze ist ursprünglich in Nordamerika zu Hause, sie gedeiht heute jedoch in allen gemäßigten Klimazonen. Am Ende ihres kräftigen Stängels sitzen leuchtend gelbe Blüten. Aus dem Fruchtknoten entwickelt sich eine längliche, vierkantige Frucht, die etwa 200 Samen enthält.

Wirkung Das aus den Samen der Pflanze gewonnene Nachtkerzenöl enthält Fettsäuren, die viele wichtige Organe in ihrer Funktion unterstützen. Deshalb ist es ein gutes Mittel zur Gesunderhaltung sowie zur allgemeinen Stärkung nach schwerer Krankheit. Auch z. B. Alkoholiker oder Raucher, die ihren Organismus grundsätzlich geschädigt haben, sollten regelmäßig zu dem wertvollen Öl greifen. Das gilt auch für Allergiker, deren Immunsystem nicht einwandfrei funktioniert.

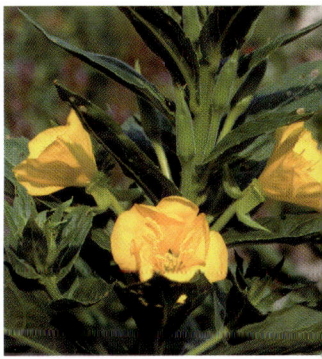

Mit vielen Vitaminen: Das sehr geschätzte Nachtkerzenöl wird aus den Samen der Pflanze gewonnen.

Anwendungsform Der Aufguss eines Tees aus den Blättern der Nachtkerze wird selten praktiziert. Üblich ist die Verwendung von Nachtkerzenöl, das in Reformhäusern erhältlich ist.

Wirkung auf die Konstitution Vata und Pitta werden reduziert. Die Nachtkerze vermehrt dagegen Kapha.

Papaya

Pflanzenbeschreibung Die schnell wachsende, palmenähnliche Pflanze aus der Familie der Melonenbaumgewächse stammt vermutlich aus Zentralamerika. Heute findet man sie fast überall in tropischen Klimazonen. Ihr astloser, bis zu acht Meter hoher Stamm wird von einem gefiederten Blätterdach gekrönt, unter dem die bis zu neun Kilogramm schweren Früchte hängen.

Wirkung In den unreifen Früchten, aber auch in den Blättern ist Papain enthalten. Dieses Enzym zeichnet sich durch seine Fähigkeit aus, Eiweißverbindungen zu spalten. Die reife Papaya enthält Vitamin A, C, B1 und B2 und Kalzium. Sie soll Heilungsprozesse so nachhaltig fördern, dass sie selbst bei ernsten Erkrankungen in die Therapie einbezogen wird. Die Papaya wirkt entgiftend, entschlackend, sie beseitigt Verstopfungen und lindert Hämorrhoidalleiden.

Anwendungsform Am einfachsten ist es, die frischen Früchte zu verwenden. Man entfernt die Kerne und beträufelt das rötliche Fruchtfleisch mit etwas Limonen- oder Zitronensaft. Frische junge Papayablätter ergeben klein geschnitten und mit heißem Wasser überbrüht einen wirkungsvollen Tee gegen Verstopfung. Auch sorgen die klein gehackten Blätter für eine bessere Bekömmlichkeit der Speisen. Besonders Fleischgerichte profitieren von den Papayablättern: Sie machen das Fleisch schön zart.

Wirkung auf die Konstitution Die Frucht des Melonenbaums reduziert Vata und Kapha. Sie lässt Pitta unberührt.

Petersilie

Pflanzenbeschreibung Das Doldengewächs wird auf der ganzen Welt als Gewürzpflanze kultiviert und geschätzt. Petersilie kann bis zu einem Meter hoch werden, mit glatten oder krausen Blättern und grüngelben, doldenförmigen Blüten.

Wirkung Petersilie enthält ätherische Öle und Flavonoide. Letztere sind stickstoffreiche Substanzen, die eine gute Wirkung auf die Gefäße und damit auf die Durchblutung haben. Generell wird Petersilie gern genutzt, um Krämpfe sowie Blähungen zu kurieren. Der Harnfluss wird von dem wohlschmeckenden Kraut angeregt, und sogar Nierensteine lassen sich durch Petersilie leichter lösen. Die Menstruation wird gefördert.

Anwendungsform Wie meistens ist die frische Pflanze stets die erste Wahl. Es ist kein Zufall, dass viele Gerichte mit frischer Petersilie dekoriert sind. Man sollte sie nicht liegen lassen, sondern verzehren. So entstehen Blähungen und Völlegefühl gar nicht erst oder zumindest nicht so stark. Gehackte Petersilie eignet sich frisch oder getrocknet hervorragend zum Würzen von warmen und kalten Gerichten. Aus dem getrockneten Heilkraut lässt sich auch Tee herstellen, der gegen Magenbeschwerden hilft.

Wirkung auf die Konstitution Frische Petersilie reduziert Kapha und Vata, stärkt Pitta.

Nebenwirkungen Während der Schwangerschaft sollte auf den Genuss von großen Mengen Petersilie verzichtet werden.

Rizinusöl

Pflanzenbeschreibung Rizinusöl wird aus den Samen der Früchte des indischen Wunderbaums, einem Wolfsmilchgewächs, gewonnen. Der Wunderbaum zeigt sich als Baum oder auch als Strauch. Auch das Aussehen seiner Früchte variiert: Es gibt Früchte mit glatter Schale, anderen haben Stachen.

> **Wirkung** Das süßlich-scharfe Rizinusöl ist als Abführmittel bekannt und wird als solches auch von Ayurveda-Gelehrten geschätzt. Es wirkt außerdem schmerzstillend und hat einen günstigen Einfluss auf die Schleimhäute.

Anwendungsform In der Apotheke erhältliches Rizinusöl in warme Milch geben und mit etwas Zucker mischen. Schon erhalten Sie ein zuverlässiges Abführpräparat (Kinder bekommen einen Esslöffel Öl, Erwachsene können zwei Esslöffel verwenden). Für einen sanften Einlauf mischt man einen Teil Öl mit einem Teil abgekochter Milch.

Wirkung auf die Konstitution Rizinusöl reduziert Vata. Es vermehrt Pitta und Kapha.

Nebenwirkungen Bei Darmverschluss sollte man völlig auf die Einnahme von Rizinusöl verzichten. Auch von einem Langzeitgebrauch ist besser abzusehen, weil schmerzhafte Magenbeschwerden auftreten können.

Achtung: Verwenden Sie nur Rizinusöl mit gesicherter Herkunft. In den Samen des Wunderbaums ist neben dem Öl ein hoch giftiger Stoff enthalten, der schon in geringer Menge tödlich sein kann.

Rosmarin

Pflanzenbeschreibung Der bis zu zwei Meter hohe Strauch aus der Familie der Lippenblütlergewächse ist im Mittelmeerraum zu Hause. Die Blätter sind nadelartig und ledrig. Von März bis Mai zeigen sich zartblaue Blüten. Rosmarin riecht sehr stark und aromatisch. Die Blätter werden vor der Blüte geerntet und getrocknet.

Wirkung Wie bei so vielen Heilpflanzen verdankt auch der Rosmarin seine positiven Eigenschaften in erster Linie seinen ätherischen Ölen (z. B. Borneol, Cineol, Kampfer), den enthaltenen Gerbstoffen, Harzen und Bitterstoffen. Das Gewürz gleicht einen niedrigen Blutdruck aus, beruhigt ein aus dem Gleichgewicht geratenes Nervensystem und wirkt herzkräftigend und kreislaufstabilisierend. Außerdem fördert Rosmarin die Menstruation, wirkt schweißtreibend und lindert Blähungen. Schwächezustände und Müdigkeit lassen sich ebenso therapieren wie rheumatische Erkrankungen, Muskelverletzungen, Gicht und Beschwerden des Unterleibs.

Anwendungsform Sehr fein gehackt kann man Rosmarin frisch oder getrocknet verschiedensten Gerichten zufügen. Der Geschmack ist frisch, leicht bitter und sehr intensiv, daher ist bei der Dosierung Vorsicht geboten! Nach einer starken Erkältung hilft Rosmarintee schnell wieder auf die Beine. Zur Zubereitung einen Teelöffel getrockneter oder frischer Blätter mit einem viertel Liter heißem, aber nicht kochendem Wasser aufgießen. Dreimal täglich eine Tasse trinken. Eine ähnlich stärkende und beruhigende Wirkung haben rund 20 Gramm

Rosmarinblätter mit 750 Milliliter leichtem Weißwein aufgesetzt. Nach einer Woche abseihen und mehrmals täglich ein Schnapsgläschen davon trinken. Zur äußerlichen Anwendung bietet sich Rosmarinöl aus der Apotheke oder dem Reformhaus an. Für ein Rosmarinbad kocht man rund 50 Gramm Blätter in einem Liter Wasser auf. Das Ganze eine halbe Stunde ziehen lassen, filtern und die Flüssigkeit in das Badewasser geben.

Wirkung auf die Konstitution Rosmarin verringert Vata und Kapha. Das Gewürz vermehrt Pitta.

Nebenwirkungen Während der Schwangerschaft und bei Bluthochdruck sollte auf Rosmarintee verzichtet werden. Anwendungen mit Rosmarin empfehlen sich aufgrund seiner vitalisierenden Wirkung nicht vor dem Schlafengehen.

Safran

Pflanzenbeschreibung

Die ursprüngliche Heimat des Safrankrokus ist Kleinasien, heute wird er jedoch auch im Mittelmeerraum angebaut, vornehmlich in Spanien. Das Schwertliliengewächs trägt im Herbst rote Blüten. Verwendet werden die drei gelblichen, etwa zwei Zentimeter langen Narbenschenkel im Herzen der Blüte.

Wirkung In der ayurvedischen Medizin gilt Safran als zentrales Gewürz, weil es positive Energien wie Liebe, Hingabe und Mitgefühl stärkt. Es kräftigt Nerven und Herz und hilft außerdem bei Menstruationsbeschwerden und Gebärmutterschmerzen. Safran wirkt Blut und Milch bildend, appetitanregend und fördert die Verdauung.

Anwendungsform Die gelben Narbenschenkel werden getrocknet und zu Safranpulver verarbeitet. Für 125 Gramm Pulver sind etwa 20 000 Narben notwendig. Das erklärt, warum für Safran so unverhältnismäßig hohe Preise gezahlt werden müssen.

Das Gewürz verleiht Speisen und Kuchen einen appetitlich gelben Farbton. Der Geschmack ist sehr intensiv, daher sollte Safran nur sparsam verwendet werden. Bei Blasenleiden empfiehlt sich folgendes Rezept: Eine Prise Safran in ein Glas Honigwasser geben und über Nacht stehen lassen. Am nächsten Morgen langsam trinken. Frauen, die unter Schmerzen im Unterleib leiden, geben etwas Safran in einen Teebeutel und hängen diesen in eine Tasse mit heißem Wasser. Mindestens eine Stunde ziehen lassen, dann einen Tampon in die Flüssigkeit tauchen und diesen in die Vagina einführen.

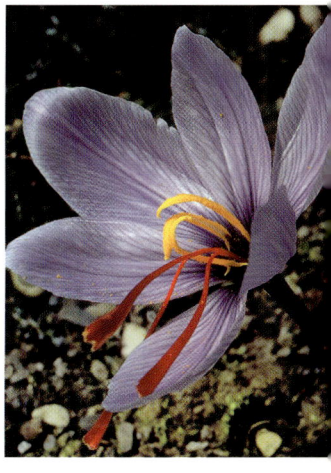

Teuer und edel: Ein Gramm des gelben Gewürzes kostet etwa so viel wie 700 Gramm Koriander oder 400 Gramm Ingwer.

Wirkung auf die Konstitution Safran kann nicht dazu dienen, eine Schwäche oder ein zu starkes Vorhandensein einer Konstitution auszugleichen. Der Vorteil ist, dass alle Typen das Gewürz im Hinblick auf ihre Konstitution bedenkenlos anwenden können.

Salbei

Pflanzenbeschreibung Salbei ist ein bis zu 60 Zentimeter hoher Strauch, der durch seine samtigen, länglichen Blätter und seinen kräftig aromatischen Duft auffällt. Die jungen Blätter und Triebe werden noch vor der Blüte geerntet.

Wirkung Salbeiblätter sind schweißtreibend und werden gern bei Entschlackungs- und Entgiftungskuren eingesetzt. Salbei reguliert andererseits starkes Schwitzen und übermäßige Speichelbildung. Durch seine antiseptische Wirkung hilft er bei Entzündungen im Mund- und Rachenraum und bei Beschwerden des Verdauungstrakts. Ein Sitzbad mit Salbeiblättern lindert Hämorrhoidalleiden.

Anwendungsform Aus zwei Teelöffeln klein geschnittener Blätter und einem viertel Liter kochendem Wasser lässt sich ein wirksamer Tee bereiten. Nach dem Aufgießen zehn Minuten ziehen lassen. Bei Entzündungen im Mund- und Rachenraum mit einem starken Aufguss gurgeln und spülen. Als Küchenkraut verwendet man möglichst die frischen jungen Blätter. Man hackt sie fein und gibt sie kurz vor dem Servieren der Speise zu. Dies sorgt für eine bessere Bekömmlichkeit und längere Haltbarkeit.

Wirkung auf die Konstitution Salbei reduziert Vata und Kapha. Pitta wird vermehrt.

Nebenwirkungen In größeren Mengen kann Salbei zu Schwindelanfällen und Übelkeit führen. Während der Schwangerschaft ist auf Salbeitee zu verzichten.

Selleriesamen

Pflanzenbeschreibung Sellerie ist ein Doldengewächs, das bis zu einem Meter hoch werden kann. Während in Mitteleuropa vorwiegend die Wurzel und das Kraut verwendet werden, sind aus ayurvedischer Sicht in erster Linie die Samen von Interesse.

Wirkung Der frische Saft aus der Wurzel, das Kraut, die Samen und sogar das ätherische Öl, das aus Sellerie gewonnen wird, wirken stark entwässernd. Dies ist ein Grund, weshalb man Sellerie in vielen Diätrezepten findet. Der Verlust größerer Mengen Wasser lässt an den Erfolg der Diät glauben. Die Selleriesamen sind schweißtreibend, krampflösend, keimtötend und fäulnishemmend. Da sie Harnsäure reduzieren, werden sie gern zur Behandlung von Gicht und rheumatischen Beschwerden eingesetzt.

Anwendungsform Mit Selleriesamen kann man die verschiedensten Gerichte würzen. Das Kraut und die Wurzeln lassen sich zu Salat und Gemüse verarbeiten. Getrocknet eignet sich das Kraut für Teezubereitungen. Hierfür zwei Teelöffel Kraut mit kaltem Wasser aufgießen und zum Kochen bringen. Abseihen und möglichst heiß trinken.

Wirkung auf die Konstitution Selleriesamen reduzieren Vata und Kapha, vermehren Pitta.

Nebenwirkungen Bei Nierenentzündung und während der Schwangerschaft sollten Selleriesamen nicht eingenommen werden.

Senfsamen

Pflanzenbeschreibung Senf gehört zur Familie der Kreuzblütler und ist bereist seit biblischen Zeiten bekannt. Seine Heimat ist der Vordere Orient. Es gibt verwilderte Sorten, für die heilkundliche Anwendung ist allerdings nur der bis zu einem Meter hohe Kultursenf interessant, der im Juni und Juli gelbe Blüten trägt. Er bildet Schoten, in denen sich die für den Gebrauch geeigneten Samen befinden.

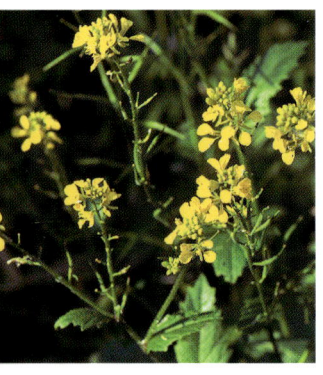

Beste Heilkraft: Ihre Wirkung entfalten die Senfsamen erst beim Zerstampfen der Körner.

Wirkung Senfsamen sind sehr schweißtreibend und fördern die Durchblutung. Sie regen den Appetit an, lösen Blähungen und unterstützen den Verdauungsapparat. Sie sind schmerzstillend, und entzündungshemmend, sie bekämpfen Würmer und fördern die Menstruation. Bei rheumatischen Schmerzen, Gicht und Hexenschuss ist die Behandlung mit Senfsamen besonders angezeigt. Auch Zahnfleischprobleme und sogar Hörschäden lassen sich mit Hilfe der Heilpflanze lindern.

Anwendungsform Speisesenf wird meistens aus den geruchlosen Samen des Senfs hergestellt. Er sorgt für pikante Würze und vor allem für eine bessere Verdauung. Wer gezielt Beschwerden bekämpfen und trotzdem nicht alle Mahlzeiten mit Senf aromatisieren will, kann mehrmals am Tag einen Teelöffel Senfsamen aus dem Reformhaus einnehmen. Äußerlich empfehlen sich Umschläge mit Senfsamen. Hierzu eignen sich die Samen als Ganzes oder in pulverisierter Form. 100 Gramm werden mit handwarmem Wasser zu einem Brei vermischt. Den Brei in ein grobes Baumwolltuch geben und das Tuch zusammenfalten, so dass der Pflanzenbrei nicht direkt auf der Haut aufliegt. Das Tuch wird Erwachsenen maximal zehn Minuten, Kindern höchstens fünf Minuten auf schmerzende Gelenke oder bei Bronchitis auf die Brust gelegt. Anschließend die Haut gründlich mit milden Produkten säubern. Alternativ lässt sich aus 100 Gramm Senfsamen und 75 Milliliter Speiseöl ein wunderbares Massageöl herstellen. Hierzu die Samen etwa zehn Tage im Öl ziehen lassen.

Achtung: Tragen Sie dieses Senföl nicht auf den Kopf auf! Bei Gehörleiden kann das Senföl vorsichtig ins Ohr geträufelt werden. Nach zehn Minuten das Öl so gründlich wie möglich mit Wattestäbchen entfernen. Zur Behandlung von schlaffem Zahnfleisch einfach eine kleine Menge Öl in das Zahnfleisch einmassieren.

Wirkung auf die Konstitution Senfsamen reduzieren Vata und Kapha. Sie verstärken Pitta. Insbesondere Kapha-Typen reagieren meist positiv auf Massagen mit Senföl.

Nebenwirkungen Senf ist stark hautreizend. Umschläge sollten daher nur kurze Zeit einwirken, und die Haut muss anschließend unbedingt sanft und gründlich abgewaschen werden. Auch bei der innerlichen Anwendung ist Vorsicht geboten. Senföl gar nicht einnehmen. Senfsamen oder Speisesenf nicht überdosieren.

Sesamsamen

Pflanzenbeschreibung Die einjährige Pflanze aus der Familie der Pedaliengewächse wird etwa anderthalb Meter hoch und erinnert ein wenig an Fingerhut. Sie wird heute in verschiedenen tropischen und subtropischen Regionen kultiviert. Interessant sind wiederum die Samen und vor allem das darin enthaltene fette Öl mit seinen verschiedenen wertvollen Säuren.

Wirkung Sesamöl ist ein bekömmliches und gesundes Speiseöl, das sich für den regelmäßigen Gebrauch in der Küche hervorragend eignet. Es wurde früher gern auch als Abführmittel verwendet. Sesamsamen dagegen wirken leicht stopfend. Als Schönheitsmittel ist Sesam ungemein wertvoll. Es lässt die Haare schneller wachsen und pflegt die Haut. Generell sagen ayurvedische Heiler dem Sesamsamen eine stärkende Wirkung nach. Sie setzen die Samen sehr häufig ein, um die Widerstandskraft des Körpers zu unterstützen. Außerdem wirkt die Arzneipflanze lindernd bei Hämorrhoidalleiden und Polyurie (vermehrtes Wasserlassen).

Anwendungsform Sesamsamen kann man über warme Gerichte, Salat oder auch ins Müsli streuen. Das Öl lässt sich ebenfalls kalt und warm verwenden. Die Samen mit etwas Milch und Zucker vermischt wirken gegen Durchfall. Äußerlich angewendet eignet sich Sesamöl sehr gut zur Reinigung der Gesichtshaut und vor allem für Massagen.

Wirkung auf die Konstitution Sesam reduziert Vata. Die Samen vermehren Kapha und Pitta.

Spargel

Pflanzenbeschreibung Spargel hat unter der Erde kräftige Wurzeln, aus denen im Frühjahr etwa fingerdicke Triebe, der Gemüsespargel, wachsen. Unterirdisch sind die Triebe weiß. Durchstoßen sie die Oberfläche, werden sie grün. Sowohl der schmackhafte Gemüsespargel als auch die kräftige Wurzel sind für therapeutische Zwecke geeignet.

Wirkung Neben seinem hohen Vitamingehalt zeichnet sich Spargel vor allem durch seine harntreibende Wirkung aus. Menschen mit Nierenleiden oder Wasseransammlungen im Körper sollten regelmäßig Spargel oder Spargelpräparate zu sich nehmen. Darüber hinaus wirkt das Gemüse leicht abführend. Es eignet sich damit ausgezeichnet, um eine gründliche Entschlackungskur zur Gewichtsreduktion oder einfach zur Reinigung des Organismus durchzuführen. Nebenbei soll die Leber von der Anregung der Ausscheidungsorgane profitieren. Stoffwechselerkrankungen und Hautprobleme lassen sich mit Spargel positiv beeinflussen.

Anwendungsform Am besten lässt sich Spargel als Gemüse oder im Salat verzehren. Dabei sollten die gesunden Stangen allerdings nicht von fetten Saucen bedeckt sein. Spargeltee wird aus der Wurzel zubereitet. Dazu zwei Teelöffel der gehackten Wurzel mit einem viertel Liter kaltem Wasser aufgießen. Das Ganze aufkochen, abseihen und trinken. Der Tee kann auch zur Behandlung von Hautausschlägen benutzt werden.

Wirkung auf die Konstitution Spargel vermindert Kapha und Pitta. Vata bleibt unverändert.

Tamarinde

Pflanzenbeschreibung Die Tamarinde ist ein immergrüner palmenähnlicher Baum, der ursprünglich aus den tropischen Gebieten Afrikas stammt, heute jedoch hauptsächlich in Indien zu finden ist. Er wird bis zu 25 Meter hoch, hat einen kräftigen Stamm und eine dichte Krone. Nach der Blüte entwickeln sich die Schoten, deren Fruchtmark in der ayurvedischen Heilkunde von Bedeutung ist.

Wirkung Die in Tamarinde enthaltenen Fruchtsäuren sowie Invertzucker sorgen für die therapeutische Wirkung. Das Mus ist appetitanregend, stärkt das Herz und reinigt die Blase. Gerade bei Anorexie, also krankhafter Appetitlosigkeit, die beispielsweise durch eine Infektion verursacht wird, soll Tamarinde gute Dienste leisten.

Anwendungsform Das für die therapeutische Anwendung benötigte Tamarindenmus wird aus der reifen Frucht gewonnen. Die Früchte werden in heißem Wasser eingeweicht, durch ein Sieb gepresst, eingedickt und mit etwas Rohrzucker versetzt. Für eine gründliche Mundspülung wird das Mus mit Wasser verdünnt und mit Zimt sowie schwarzem Pfeffer gewürzt. Diese Mischung regt den Appetit nachhaltig an.

Wirkung auf die Konstitution Die Heilpflanze kann von allen Konstitutionstypen eingenommen werden. Kein Typ wird aus dem Gleichgewicht gebracht.

Nebenwirkungen Beim übermäßigen Verzehr von Tamarinde kann es zu Durchfall kommen.

Thymian

Pflanzenbeschreibung Der Thymianstrauch gehört zur Familie der Lippenblütler und blüht zart rot. In steinigen Gegenden des gesamten Mittelmeerraums findet man wild wachsenden Thymian, der durch einen starken aromatischen Duft auffällt. Das Kraut wird während der Blütezeit von Mai bis September geerntet.

Wirkung Das Heilkraut wird bei Beschwerden der Atemwege sowie bei Erkrankungen des Verdauungstrakts angewendet. Krampfartiger Husten wird gelindert, der Appetit angeregt und die Verdauung unterstützt. Thymian stärkt auch die Nerven. Er fördert die Menstruation, hilft gegen unreine Haut und stärkt den Organismus. Nicht zu vergessen ist seine keimtötende Wirkung, er bekämpft Würmer und stoppt Blähungen.

Anwendungsform Das ganze Kraut kann man frisch oder getrocknet verwenden. Da seine Hauptwirkstoffe ätherische Öle sind, ist eine schonende Trocknung wichtig. Die fein gehackten Pflanzenteile können vor dem Servieren über die Mahlzeit gegeben werden.

Für Thymiantee einen Teelöffel der Arzneipflanze mit einem viertel Liter kaltem Wasser aufgießen, zum Kochen bringen und dann zehn Minuten ziehen lassen. Drei bis vier Tassen täglich ist die richtige Dosierung bei hartnäckigem Husten. Für ein beruhigendes Vollbad 100 Gramm Thymian mit einem Liter kochendem Wasser aufgießen. Die Mischung etwa 20 Minuten ziehen lassen und in das Badewasser geben. Zur Desinfektion und Wundheilung lässt man zwei Esslöffel Pflanzenteile fünf Tage an einem dunklen, warmen Ort in einem halben Liter Weingeist stehen. Der nach dem Abseien entstandene Auszug mildert dazu den Juckreiz der heilenden Wunden.

Wirkung auf die Konstitution Thymian reduziert Vata und Kapha. Die Würzpflanze verstärkt Pitta.

Nebenwirkungen Wie alle Pflanzen, die viel ätherisches Öl enthalten, sollte Thymian nicht in großen Mengen konsumiert werden. In Ausnahmefällen kann es zu einer verstärkten Funktion der Schilddrüse kommen. Dies ist aber bei der ausschließlichen Verwendung von Tee kaum zu befürchten.

Wacholder

Pflanzenbeschreibung Der Wacholderstrauch ist ein Zypressengewächs. Er ist auch als Feuer- oder Weihrauchbaum bekannt. Seine Blätter sind nadelartig, die Blüte ist gelb. Es dauert etwa drei Jahre, bis die bläulich nschwarzen Wacholderbeeren ihre volle Reife erreicht haben.

Wirkung Die Beeren enthalten ein ätherisches Öl, das auf die Nieren wirkt. So sind Wacholderbeeren harntreibend. Ihr Öl lindert rheumatische Beschwerden und Husten. Die Früchte wirken schweißtreibend, schmerzstillend und helfen bei Blähungen. Ekzeme, Akne und andere Hautkrankheiten lassen sich wunderbar mit Wacholder therapieren.

Anwendungsform Meistens wird man Wacholderbeeren mit anderen Arzneipflanzen mischen und daraus einen Tee zubereiten. Allerdings lassen sich die Beeren auch ohne weitere

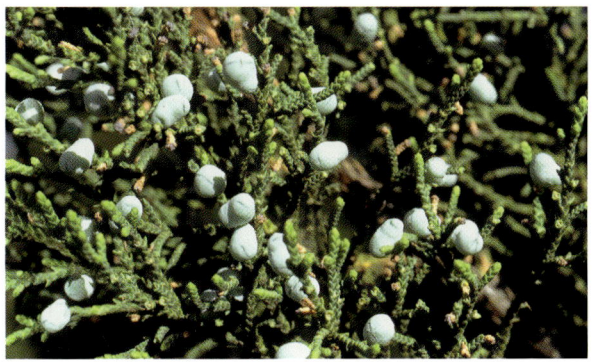

Zutaten verwenden, indem man einen Teelöffel der zerdrückten Beeren mit einem viertel Liter heißem Wasser übergießt.

Reinigende Wirkung: Wacholderbeeren sorgen nicht nur für einen gesunden Körper, sondern auch für eine positive Aura.

Den Tee zehn Minuten ziehen lassen, abseihen und heiß trinken. Wacholderöl ist im Reformhaus oder in der Apotheke erhältlich. Es eignet sich besonders für Einreibungen bei rheumatischen Schmerzen oder bei vielerlei Hautproblemen.

Wirkung auf die Konstitution Vata und Kapha werden von Wacholderbeeren reduziert. Pitta dagegen nimmt zu.

Nebenwirkungen Die Reizung der Nieren ist so kräftig, dass Patienten mit akuten Nierenbeschwerden auf Wacholder verzichten sollten. Eine Überdosierung ist aus dem gleichen Grund bedenklich. Auch in der Schwangerschaft ist Wacholder nicht anzuwenden.

Walnuss

Pflanzenbeschreibung Walnüsse wachsen an großen kräftigen Bäumen, die bis zu 20 Meter hoch werden und breite ausladende Kronen haben. Der Walnussbaum ist in Südosteuropa beheimatet, wächst aber auch in Mitteleuropa als Wild- und Kulturpflanze.

Wirkung Walnüsse sind zwar schmackhaft und haben eine leicht abführende Wirkung. Von therapeutischem Interesse sind allerdings die Blätter des Walnussbaums. Sie enthalten Gerbstoffe, Vitamin C und ätherisches Öl. Entzündete Schleimhäute lassen sich mit ihnen behandeln. Das gilt sowohl für die Magenschleimhaut als auch für den Mund- und Rachenraum. Auch Hautbeschwerden wie Ekzeme oder Akne reagieren positiv auf den Einsatz von Walnussblättern. Geschwüre oder schlecht heilende Wunden sollten ebenfalls damit behandelt werden.

Anwendungsform Zwei Teelöffel der fein geschnittenen Blätter mit einem viertel Liter kaltem Wasser aufgießen, fünf Minuten kochen und anschließend abseihen. Von diesem Tee kann man zwei Tassen täglich trinken oder auch Spülungen, Sitzbäder und Wickel für äußerliche Beschwerden vornehmen.

Wirkung auf die Konstitution Die Walnuss vermindert Vatta. Sie stärkt hingegen Kapha und Pitta.

Nebenwirkungen Wer einen empfindlichen Magen hat, sollte bei der Anwendung von Walnussblättern vorsichtig sein und erst kleine Mengen ausprobieren.

Weintrauben

Pflanzenbeschreibung Die Früchte der Weinrebe, die zu den Kletterpflanzen gehört, wachsen überall, wo sie das passende milde Klima mit viel Sonne und ausreichend Feuchtigkeit vorfinden. Die Stämme wirken knorrig und geschwungen. Schon seit Jahrtausenden werden Trauben kultiviert und gekeltert, entsprechend groß ist die Vielfalt der unterschiedlichen Sorten.

Wirkung In der ayurvedischen Medizin schätzt man Weintrauben, weil sie den Auswurf fördern, den Hustenreiz lindern, das Blut reinigen und Blutungen stillen. Die Früchte sind aufgrund ihrer sanften verdauungsfördernden Wirkung beliebte Helfer bei Verdauungsproblemen. Sie sind darüber hinaus harntreibend, und sie senken das Fieber. Sie stärken die Sehfähigkeit und werden gern bei allgemeinen Schwächezuständen, Müdigkeit, Nervosität und Depression verabreicht. Außerdem werden Weintrauben bei Gicht, Alkoholismus und Nasenbluten eingesetzt.

Anwendungsform Trauben können frisch oder getrocknet verzehrt werden. Reiner Traubensaft ist grundsätzlich eine gute Alternative und wird auch gern als Kurmittel verwendet. Eine kleine Menge Traubensaft in die Nase geträufelt stoppt Nasenbluten. Getrocknete Weintrauben in Milch aufgekocht fördern den Harnfluss. Die frischen Kerne der Trauben werden auch zu Traubenkernöl verarbeitet.

Wirkung auf die Konstitution Weintrauben reduzieren Vata und Pitta. Sie vermehren Kapha.

Zimt

Pflanzenbeschreibung Der Zimtbaum ist ein Lorbeergewächs und in Sri Lanka und Ceylon zu Hause. Seine Blätter haben einen würzigen Duft. Verwendet wird jedoch die Rinde.

Wirkung Die Rinde enthält ätherisches Öl und Gerbstoff. Die Mischung sorgt dafür, dass Zimt in vielerlei Hinsicht für therapeutische Zwecke einsetzbar ist. Zimt wirkt schweiß- und harntreibend und hilft gegen Blähungen. Das Gewürz fördert den Auswurf, ist schmerzstillend und lindert Beschwerden des gesamten Verdauungstrakts. Außerdem senkt es den Blutzuckerspiegel. Es erfrischt, regt an und stärkt die Nerven. Zimt fördert außerdem die Entgiftung, stärkt und strafft das Gewebe.

Anwendungsform Die Zimtrinde ist als Rindenstück und in Pulverform erhältlich. Beides eignet sich gut zum Würzen von Gebäck aber auch von warmen Speisen und Getränken. Ein Hauch Zimt im Kaffee verbreitet nicht nur einen angenehmen Duft und sorgt für ein gutes Aroma, sondern fördert auch die Bekömmlichkeit. Zimttee stellt man aus der zerkleinerten Rinde her. Einen Teelöffel davon mit kochendem Wasser übergießen und zehn Minuten ziehen lassen. Abseihen und heiß trinken. Heiße Milch mit etwas Zimt stärkt die Nerven. Ayurvedische Heilkundige empfehlen, einen Hauch Zimtpulver durch die Nase zu inhalieren, um Kopfschmerzen zu bekämpfen.

Wirkung auf die Konstitution Zimt eignet sich hervorragend zur Behandlung von Vata- und Kapha-Typen, da es diese beiden Konstitutionen reduziert. Pitta wird dagegen vermehrt.

Nebenwirkungen Zimtrinde verursacht in der Regel keine negativen Nebenwirkungen. Allerdings kann das ätherische Öl bei zu hoher Dosierung Reizungen hervorrufen.

Zitrone

Pflanzenbeschreibung Der Zitronenbaum ist ein Rautengewächs. Ursprünglich ist er vermutlich im südindischen Raum zu Hause und wird bereits seit 2500 Jahren kultiviert. Er wird bis zu fünf Meter hoch, hat dornige Zweige und hellgrüne, ovale Blätter. Die Blüten sind weiß, nach der Befruchtung bilden sich die leuchtend gelben, saftigen Früchte.

Wirkung Zitronen enthalten ätherische Öle, die für den angenehmen erfrischenden Duft sorgen, Glykoside und reichlich Vitamin C (Askorbinsäure). Nicht nur wegen ihres hohen Vitamingehalts ist sie als wirksames Mittel gegen Erkältungskrankheiten geschätzt: Die Zitrone wirkt fiebersenkend und bakterientötend. Darüber hinaus regt die saure Frucht den Appetit an und fördert den Speichelfluss. Bei Übelkeit, Leberbeschwerden und Koliken verabreichen ayurvedische Ärzte Zitrone. Sie therapieren damit ebenso Schüttelfrost, Hautkrankheiten, Insektenstiche, Entzündungen der Magenschleimhaut und Migräne. Kleinen Kindern wird mit Hilfe der heilsamen Frucht das Zahnen erleichtert. Auch in kosmetischer Hinsicht wird die Zitrone geschätzt: Sie strafft erschlafftes Gewebe.

Anwendungsform In der Regel wird der Zitronensaft verwendet, eher selten das wegen seiner intensiven Säure gewöhnungsbedürftige Fruchtfleisch. Kleinkindern, die Zähne bekommen, kann beides gegeben werden. Es hilft oft schon, wenn der Mund ein wenig mit Zitronensaft ausgerieben wird. Um eine Magenschleimhautentzündung günstig zu beeinflussen, nimmt man kleine Mengen puren Zitronensaft mehrmals täglich zwischen den Mahlzeiten zu sich. Die milde Säure stimuliert in der Magenschleimhaut die Produktion von Salzsäure und des Enzyms Pepsin und hilft so beim Verdauen.

Gegen Migräne träufelt man etwas Saft in die Nase. Gegen Erkältungskrankheiten verdünnt man den Saft mit heißem Wasser, gibt eine Prise Ingwerpulver hinzu und süßt mit etwas Honig. Insektenstiche jucken weniger lange, wenn man sie mit einem Tropfen Zitronensaft bestreicht.

Wirkung auf die Konstitution Zitrone reduziert Pitta und Kapha und hat keinen Einfluss auf Vata.

Nebenwirkungen Außer bei Unverträglichkeit gegenüber Zitrusfrüchten gibt es keine Bedenken.

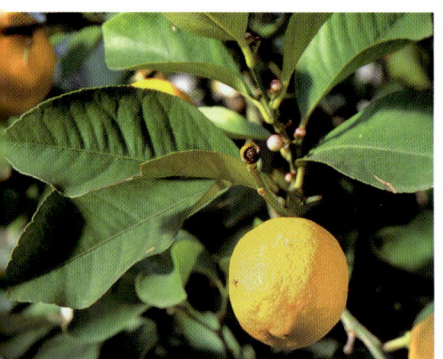

Sauer macht lustig: Der hohe Anteil an Vitamin C in der Zitrone sorgt gleich nach dem Verzehr für einen schnellen Schub an Leistungsfähigkeit und Energie.

Zuckerrohr

Pflanzenbeschreibung Bei Zuckerrohr handelt es sich um ein Rispengras mit langen dicken Schäften. Es benötigt feucht-warmes Klima, um zu gedeihen und wächst demnach vornehmlich in tropischen Regionen. Die Pflanze gehört zur Gattung der Süßgräser. Ihre Höhe kann bei bis zu sieben Metern liegen, der Durchmesser ihres Stängels erreicht im Durchschnitt fünf Zentimeter. Eine Tonne Zuckerrohr ergibt etwa 137 Kilogramm Zucker.

Wirkung Bei Blasenproblemen kann Zuckerrohr helfen. Außerdem wird es bei verschiedenen Formen von Husten verabreicht und zur allgemeinen Stärkung eines ausgezehrten Körpers verwendet. In der ayurvedischen Medizin werden auch Gelbsucht, Wundrosen, vaginaler Ausfluss und die Geschlechtskrankheit Gonorrhö, besser bekannt als Tripper, mit der geschätzten Heilpflanze behandelt.

Anwendungsform Zuckerrohrsaft mit Wasser aufgekocht ergibt ein Heißgetränk, das zur innerlichen Anwendung empfohlen wird. Reinen Zuckerrohrsaft in großen Mengen verabreicht man bei Gelbsucht. Ebenfalls der reine unverdünnte Saft wird genommen, um Wundrose darin zu baden. Bei schmerzhaftem Wasserlassen hilft es, Zuckerrohrsaft mit heißer Milch vermischt zu trinken. Gegen Ausfluss und bei Gonorrhö ist ein Einlauf mit Zuckerlösung wirksam.

Wirkung auf die Konstitution Zuckerrohr reduziert Vata ein wenig, Pitta wird stark reduziert. Kapha dagegen wird erhöht.

Zwiebel

Pflanzenbeschreibung Die Zwiebel ist ein Liliengewächs. Die beiden Hauptarten stammen ursprünglich aus Asien und Südsibirien und werden dort schon seit Tausenden von Jahren als Heilmittel verwendet. Heute gibt es auf der ganzen Welt die unterschiedlichsten Sorten.

▶ **Wirkung** Frische Zwiebeln haben ein erstaunlich großes Spektrum heilsamer Eigenschaften. Beispielsweise wirken sie appetitanregend und verdauungsfördernd. Sie unterstützen die Heilung von Wunden, lindern sämtliche Formen von Erkältungsbeschwerden und beugen diesen sogar vor. Und auch Ohrenschmerzen und schmerzhafte rheumatische Symptome lassen sich dank der Zwiebel lindern. Von ihrer antibakteriellen Wirkung profitieren primär die Schleimhäute, die Zwiebel wirkt jedoch auf den gesamten Organismus desinfizierend und entzündungshemmend. Sie ist darüber hinaus schweißtreibend, schleimbildend, keimtötend, fördert die Menstruation und den Auswurf, senkt den Blutzuckerspiegel, kurbelt den Leberstoffwechsel an und verbessert die Durchblutung. Zusätzlich wenden ayurvedische Heilkundige die Zwiebel bei Blutergüssen, Insektenstichen, Nasenbluten und Bindehautentzündung an.

Anwendungsform Zwiebeln sollten immer gekocht werden, bevor der Patient sie zu sich nimmt. Man kann aber auch einen Sirup aus der gesunden Knolle herstellen. Dazu eine Zwiebel sehr fein hacken und mit drei Esslöffeln Zucker mischen. Mit einem achtel Liter Wasser aufgießen und drei bis vier Minuten kochen lassen. Am nächsten Tag kräftig durch ein Sieb pressen.

Von dem Sirup fünfmal täglich einen Teelöffel einnehmen. Blutergüsse und Insektenstiche behandelt man am besten mit einem Umschlag aus gerösteten Zwiebeln. Bei rheumatischen Beschwerden wird Zwiebelsaft mit Senföl vermischt. Diese Mixtur kräftig in die Haut einmassieren. Nach zehn Minuten sollte die Haut wieder gesäubert werden. Alternativ kann eine fein geriebene Zwiebel mit etwas Currypulver und etwas Kurkuma gemischt und auf die schmerzenden Muskeln und Gelenke aufgetragen werden. Nach etwa 15 Minuten abwaschen.

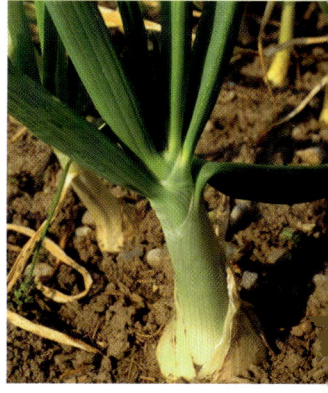

Garantiert keimfrei: Von der antibakteriellen Wirkung der Zwiebel profitiert, abgesehen von den Schleimhäuten, auch der Rest des Körpers.

Ohrenschmerzen und Nasenbluten lassen sich lindern, indem man kleine Mengen Zwiebelsaft in die Ohren bzw. in die Nase träufelt. Bindehaut wird von ayurvedischen Medizinern behandelt, indem sie Zwiebelsaft mit Honig vermischen und in die Augen tröpfeln.

Wirkung auf die Konstitution Zwiebeln reduzieren Vata und Kapha. Sie vermehren Pitta.

Nebenwirkungen Menschen mit empfindlichen Schleimhäuten oder sehr empfindlichem Magen können auf größere Mengen Zwiebel gereizt reagieren.

Heilmittel tierischen Ursprungs

Die Verwendung von Heilpflanzen zu therapeutischen Zwecken ist uns sehr vertraut. Schließlich ist die Pflanzenmedizin die älteste Form der Heilkunst überhaupt. Die Vorstellung, dass auch Substanzen nicht pflanzlicher Herkunft heilen können, ist uns wenig vertraut. Ayurveda jedoch kennt außer den pflanzlichen noch viele weitere Hilfsmittel zur Gesunderhaltung oder Gesundung des Menschen.

Ghee – gereinigte Butter

In Mitteleuropa ist Ghee im Allgemeinen nicht bekannt. Dabei ist Ghee ein ideales Hilfsmittel, um Wirkstoffe aufzunehmen und besser ins Blut und Gewebe zu transportieren. Das Produkt erhöht die Wirksamkeit und die Wirkdauer heilsamer Stoffe. Aber auch Ghee selbst hat Eigenschaften, die der Gesundheit zugute kommen. Er regt den Appetit an und fördert die Verdauung. Er bekämpft chronisches Fieber, Blutarmut und entgiftet den Organismus. Zudem bewirkt er, obwohl sehr fett, keinen Anstieg des schädlichen Cholesterinspiegels im Blut.

Ghee fördert die Wundheilung und stärkt Augen, Nase und die Haut. Er wirkt positiv auf die Intelligenz, das Gedächtnis und den Geist. Er wird daher in der ayurvedischen Medizin auch für Therapien gegen Geisteskrankheiten verwendet.

Herstellung 500 Gramm ungesalzene Butter bei mittlerer Temperatur erwärmen. Wenn die Butter völlig geschmolzen ist, noch etwa 15 Minuten bei mittlerer Hitze kochen lassen. Danach die Temperatur reduzieren und die Butter noch einige Minuten auf dem Herd stehen lassen. Die Butter sollte nun eine goldgelbe Farbe aufweisen. Entsteht beim Bespritzen mit etwas kaltem Wasser ein knisterndes Geräusch, ist der Ghee fertig. Er kann nun vom Herd genommen und durch ein Sieb in einen Steintopf gegossen werden. Auf diese Weise zubereiteter und aufbewahrter Ghee ist auch ohne Kühlung problemlos über mehrere Jahre hinweg haltbar.

Darüber, ob sich Ghee im Sinne der ayurvedischen Lehre aus der in Europa erhältlichen Butter herstellen lässt, gibt es konträre Ansichten. Um einen therapeutisch wertvollen Ghee zu bekommen, ist es daher sinnvoll, zunächst aus frischer Vollmilch Joghurt herzustellen. Diesen dann zu gleichen Teilen mit Wasser mischen und das Ganze so lange verquirlen, bis auf der Oberfläche Butter schwimmt. Diese Butter abschöpfen, in einen Topf geben und bei schwacher Hitze zum Kochen bringen. Entstehender Schaum enthält Unreinheiten und sollte abgehoben werden. Im Weiteren wie oben beschrieben vorgehen.

Mit zunehmendem Alter verändert sich Ghee in Geruch und Farbe. Dies ist ein Zeichen für den Reifungsprozess, der gleichzeitig seine Wirksamkeit erhöht. Ranzig wird dieser Ghee nicht.

Anwendung Ghee wird in erster Linie zur Verstärkung der Heilwirkung pflanzlicher Präparate verwendet. Zu einem Teil der pulverisierten Pflanze werden acht Teile Wasser gegeben und so lange gekocht, bis sich die Flüssigkeit auf ein Viertel reduziert hat. Nun jeweils die gleiche Menge Ghee und Wasser hinzugeben und alles zusammen kochen, bis das Wasser komplett verdunstet ist. Es bleibt ein Ghee zurück, der die Wirksamkeit und Wirkdauer der verwendeten Heilpflanze optimal in den Körper bringt und dort verstärkt.

Wirkung auf die Konstitution Reiner Ghee reduziert sowohl Kapha als auch Vata und Pitta. Er reguliert alle drei Konstitutionstypen und wirkt sich besonders positiv auf Pitta aus.

Milch

Milch hat wegen ihres hohen Nährgehalts und ihrer vielen Vitamine und Mineralstoffe eine sehr große Bedeutung in der Heilkunde. Sie wird auch als Elixier des Lebens bezeichnet und ist besonders für Kinder und kranke Menschen geeignet. Milch wirkt entgiftend und abführend. Darüber hinaus regt sie den Appetit an und beruhigt die Nerven. Kuhmilch steigert die Lebenskraft und stärkt das Gedächtnis, Ziegenmilch wird gern zur Behandlung von Neurodermitis eingesetzt.

Wirkung auf die Konstitution Milch reduziert Vata, verstärkt Kapha und bleibt auf Pitta weitgehend ohne Einfluss.

Honig

Honig wird in der ayurvedischen Heilkunde ähnlich wie Ghee als Trägerstoff für verschiedene pflanzliche Arzneimittel eingesetzt. Mit seiner Hilfe wird ihre Wirksamkeit verstärkt. Darüber hinaus besitzt er selbst viele positive Eigenschaften. Z. B. fördert Honig die Heilung innerer und äußerer Geschwüre. Er reinigt das Blut und hat eine positive Wirkung auf Augen und Zähne. Auch bei Erkältungskrankheiten und beim Heilungsprozess von Wunden leistet Honig gute Dienste. In Wasser gelöst eignet sich Honig hervorragend, um die Nieren zu spülen. Außerdem strafft er in dieser Form das Gewebe und hilft, Fett abzubauen. Bei Fettleibigkeit empfehlen ayurvedische Mediziner die Einnahme von Honig, der in heißem Wasser gelöst ist. Ansonsten raten sie allerdings davon ab, Honig zu erhitzen, da er dadurch seine positiven Eigenschaften verliert und für den Organismus sogar unverträglich werden kann.

Wirkung auf die Konstitution Man sagt, Honig entfache Hitze im Körper. Daher vermindert er Vata und Kapha. Allerdings soll er in sehr großen Mengen Vata vermehren.

Heilsteine

Auch bei Steinen geht man davon aus, dass sie Energie haben. Mit dieser Energie können sie heilen oder die Gesundheit erhalten. Nicht nur die ayurvedische Medizin, sondern auch verschiedene andere Heilmethoden kennen die Edelsteintherapie. Allen Therapien liegt die Annahme zugrunde, dass die Steine sowohl positive als auch negative Energien aufnehmen und auch abgeben können. In aller Regel hilft es schon, die entsprechenden Steine bei sich zu tragen. Manche Menschen stellen aber auch einen »Auszug« her. Die Steine werden über Nacht in kaltes Wasser gelegt. Dieses Wasser soll die Energie des Steins aufnehmen und an den Körper abgeben, wenn man es trinkt.

Wirkungsweise der Steine

Jedem Stein wird eine bestimmte Heilkraft zugeschrieben. Das heißt, wer Probleme mit dem Gleichgewicht hat, wird z. B. den Turmalin oder den Achat wählen, die sich positiv auf den Gleichgewichtssinn auswirken. Andere Steine, wie der Aquamarin, gleichen Stimmungsschwankungen aus und helfen, emotionale Verwirrungen zu klären. Und auch für gesundheitliche Probleme gibt es eine Vielzahl an Mineralien. Natürlich wird der Betroffene einen Stein in erster Linie nach dem Zweck auswählen, dem er dienen soll. Im Ayurveda gibt es aber auch Edelsteine und Halbedelsteine, die man bestimmten Monaten zuordnet. Man geht davon aus, dass Menschen den Stein nutzen sollten, in dessen Monat sie geboren wurden.

Achat

Der Achat ist der Stein des Monats Mai und enthält laut der ayurvedischen Heilkunde die Elemente Feuer, Äther und Luft. Er bewahrt Kinder davor, allzu starke Ängste zu entwickeln. Außerdem stärkt er ihren Gleichgewichtssinn, so dass sie früher und sicherer laufen können. Achat fördert die Aufnahmefähigkeit und hilft Menschen, sich auf spiritueller Ebene zu öffnen. Er kann bei Kapha-Störungen ausgleichend wirken.

Amethyst

Der Amethyst ist der Stein des Monats Februar und in seiner Färbung hell- bis dunkelviolett. Er fördert die Konzentration, beruhigt und entspannt, und hat vor allem Einfluss auf das Gefühlsleben seines Trägers. So reguliert er solche Menschen, die allzu gefühlsbetont sind. Das bedeutet nicht, dass Personen mit starkem Mitgefühl durch einen Amethyst gleichgültiger werden. Im Gegenteil: Gerade Emotionen wie Mitgefühl oder Liebesfähigkeit werden gestärkt. Der Amethyst enthält die Elemente Äther und Wasser. Er hilft bei Vata- und Pitta-Störungen.

Beryll

Der Beryll ist ein durchsichtiges Mineral. Man findet ihn hauptsächlich in Grün, Blau und Gelb. Der Edelstein hat eine starke Wirkung auf den Geist: Er fördert die Intelligenz und die persönliche Ausstrahlung. So erklärt sich, dass Personen, die diesen Stein für sich nutzen, oft großes gesellschaftliches Ansehen und eine gehobene berufliche Position besitzen. Der Beryll beinhaltet die Elemente Äther und Feuer. Er reduziert Vata und Kapha, verstärkt Pitta dagegen heftig.

Diamant

Der Diamant ist der Stein des Monats April. Der Begriff »Diamant« leitet sich aus dem Griechischen von »adamas« ab. Das bedeutet unbezwingbar. Eine passende Bezeichnung, denn der Diamant ist das härteste bekannte Mineral. Er kommt in allen Farben vor, von durchsichtig Weiß bis Schwarz. Im Ayurveda steht er für die Verjüngung des Menschen und für die Öffnung des Geistes. Der Diamant wird gern in Eheringen verarbeitet, weil er emotionale Bindungen festigt. Er vereinigt in sich die fünf Elemente Erde, Wasser, Feuer, Luft und Äther. Seine Wirkung ist von der Reinheit des Steins und seiner Farbe abhängig. Im Ayurveda geht man davon aus, dass minderwertige Steine sogar negative Wirkungen auf Körper und Geist haben. Der farblos durchscheinende Diamant stärkt Vata und Kapha, er mindert Pitta. Auch der blaue Diamant reduziert Pitta und vermehrt Kapha. Dem roten Stein hingegen sagt man nach, dass er Pitta verstärkt.

Granat

Der Granat ist der Stein des Monats Januar. Der Granat kommt in allen Farbschattierungen außer in Blau vor. Die typischste Art ist wohl der dunkelrote Stein. Ayurvedische Heiler achten bei der Behandlung mit Granat sehr genau auf seine Farbe. Rote werden beispielsweise bei Kapha- und Vata-Störungen eingesetzt. Sie tragen die Elemente Feuer und Erde in sich. Grüne Steine dagegen kommen bei Pitta-Störungen zur Anwendung. Sie beinhalten die Elemente Luft und Feuer. Ein weißer Granat wird ebenfalls zur Linderung von Pitta-Störungen gebraucht. In ihm wohnt das Element Wasser.

Karneol

Der Karneol ist der Stein des Monats März. Dieser gelblich bis blutrote Schmuckstein gehört in die Familie der Quarze und wird im Ayurveda vor allem geschätzt, weil er stark blutreinigend ist. Mit ihm lassen sich Blutarmut ebenso behandeln wie starke Blutungen. Darüber hinaus leistet der Karneol bei Milz- und Leberbeschwerden gute Dienste. Er enthält die Elemente Feuer und Wasser.

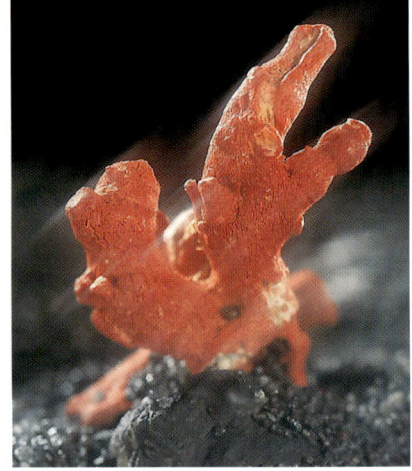

Gut fürs Blut:
Korallen bewahren vor Blut- und Infektionskrankheiten und haben eine besondere Schutzwirkung auf das ungeborene Leben.

Koralle

Bei Korallen handelt es sich um die Skelette von Meerestieren. Genau gesagt sind es Polypenstöcke, die zur Gruppe der Nesseltiere gehören. Die Edelkoralle gilt als Edelstein des Meeres. Ihre Verwendung ist jedoch bedenklich, weil Korallenriffe im Ökosystem Meer wichtige Aufgaben zu erfüllen haben und durch die zunehmende Zerstörung sehr stark gefährdet sind. Edelkorallen reinigen das Blut. Sie tragen die Elemente Feuer, Wasser und Erde in sich und halten negative Gefühle wie Hass oder Wut im Zaum. Der Stein besänftigt Pitta.

Lapislazuli

Der Lapislazuli ist ein blauer Halbedelstein, der als Schmuckstein sehr beliebt ist. In Indien gilt er als heiliger Stein. Er stärkt Körper und Geist und schenkt seinem Träger Inspiration und Weisheit. Der Mensch öffnet sich spirituellen Erfahrungen. Von Heilkundlern wird der Lapislazuli gern zur Behandlung von Augenerkrankungen gewählt. Er stärkt die Sehfähigkeit. In ihm finden wir die Elemente Wasser, Äther und Feuer. Vata- und Kapha-Störungen werden von ihm günstig beeinflusst.

Mondstein

Der Mondstein ist der Stein des Monats September. Schon optisch erinnert er an seinen Namensgeber. Nach der ayurvedischen Heilkunde nimmt er die Energie des Mondes auf. Die Wirkung dieses Steins betrifft vor allem den Geist. Mondstein beruhigt und mindert die Symptome starker innerer Unruhe. Wer bei Vollmond oder Neumond unter Schlafstörungen leidet, sollte den Stein bei sich tragen. Er reduziert Vata und Pitta, erhöht hingegen Kapha.

Opal

Der Opal ist der Stein des Monats Oktober. Er ist ein durchsichtig bis milchiger Stein, der die unterschiedlichsten Farbschattierungen aufweisen kann. Er fördert das Wachstum der Kinder. Weiterhin ist er für das menschliche Miteinander wichtig. Er fördert die Harmonie und kann besonders für Partnerschaften sehr nützlich sein, denn er verstärkt die Gefühle der Liebe, der Treue und des Verständnisses. Menschen, die kreativ arbeiten, kommt der Opal ebenfalls zugute. Er vereint die Elemente Äther, Feuer und Wasser in sich und reduziert sowohl Kapha als auch Vata.

Perle

Die Perle ist der Stein des Monats Juni. Perlen entstehen in Muscheln und anderen Weichtieren, wenn Fremdkörper in diese Tiere eindringen. Der Organismus umhüllt den Eindringling mit Perlmutt. Die Perle symbolisiert Aufrichtigkeit und Vollkommenheit. Im Ayurveda wird sie als Heilmittel für zahlreiche Beschwerden geschätzt. So reinigt sie z.B. das Blut, lindert entzündliche Erkrankungen des Verdauungsapparats und hilft bei Allergien sowie bei Essstörungen. Außerdem gelten Perlen als blutungsstillend, weshalb sie bei Zahnfleischbluten ebenso genutzt werden wie bei blutenden Wunden. Die ayurvedische Medizin kennt verschiedene Anwendungsformen. Sie verwendet z.B. die gereinigte Asche der Perlen. Wie bei anderen Mineralien werden die Perlen über Nacht in Wasser gelegt, und die Flüssigkeit wird am nächsten Tag verabreicht. Selbstverständlich entfaltet eine Perle ihre Wirkung auch, wenn sie am Körper getragen wird. Die Elemente Wasser, Erde und Luft sind in dem Edelstein zu Hause. Pitta wird von ihm reduziert.

Rubin

Der Rubin ist der Stein des Monats Dezember. Dem tief roten Edelstein wird die Fähigkeit zugesprochen, Herz und Kreislauf zu stärken. Gleichzeitig fördert er geistige Kraft und stärkt die Konzentrationsfähigkeit. In der Partnerschaft kann er der Leidenschaft neuen Schwung verleihen und insgesamt mehr Lebensfreude bringen. Im Rubin schlummern die Elemente Luft, Äther und Feuer. Er reduziert Vata und Kapha. Menschen mit ausgeprägter Pitta-Konstitution sollten im Umgang mit dem Rubin sehr vorsichtig sein.

Saphir

Der Saphir ist der Stein des Monats August. Seine bläuliche Färbung verdankt er den Inhaltsstoffen Eisen und Titan. Er übt einen günstigen Einfluss auf einige Stoffwechselerkrankungen aus dem rheumatischen Formenkreis aus. Er ist ideal, um ein labiles Nervenkostüm zu stärken. Er wirkt ausgleichend und hilft bei Appetitlosigkeit und Nervosität. Auch Nervenschmerzen und Epilepsie werden mit diesem Stein therapiert. Er enthält die Elemente Luft und Äther und neutralisiert Vata.

Topas

Der Topas ist der Stein des Monats November. Man findet den Topas in verschiedenen Gelbtönen, Grün oder Blaurot. Der beliebte Halbedelstein wirkt am meisten auf den Geist. Er fördert die Entspannung und löst seelische Verkrampfungen. Ein Topas regt sowohl den Stoffwechsel als auch die Verdauung an und sorgt dafür, dass die Energien im Körper ungehindert fließen können. Angst und Stress bekämpft er wirkungsvoll. In ihm vereinen sich die Elemente Luft, Äther und Feuer.

Metalle

Im Gegensatz zur westlichen Schulmedizin werden in Indien sogar Metalle zur Behandlung von Patienten eingesetzt. Man weiß allerdings, dass eine jahrelange Anwendung zu Graublauverfärbungen der Haut bis hin zu regelrechten Vergiftungserscheinungen mit Symptomen wie Koliken, Erbrechen, Kopf- und Gliederschmerzen, aber auch zu nicht organischen Anzeichen wie Angst, Stimmungslabilität oder Persönlichkeitsabbau führen kann.

Diese Gefahr ist in der ayurvedischen Praxis durchaus bekannt. Man ist jedoch sicher, dass die Metalle in der verwendeten Form zu 100 Prozent wieder ausgeschieden werden und weder in den Blutkreislauf noch in die lebenswichtigen Organe gelangen. Die Schulmedizin ist hier anderer Ansichten.

Die Wirkung der Metalle

Ayurveda geht davon aus, dass die Lebenskraft Prana eine allumfassende Energie ist, die sich in aller Materie manifestiert. Metalle und Steine sind also eine bestimmte Energieform, die zu Heilzwecken genutzt werden kann. Wir sind umgeben von elektrischen und magnetischen Strahlen. Diese können sich ungünstig auf die Gesundheit und das Wohlbefinden auswirken. Metalle können davor schützen. Hinzu kommt, so die Theorie, dass Metalle selbst, wenn sie mit der Haut in Berührung kommen, elektromagnetischen Einfluss auf inneres Gewebe und innere Organe ausüben.

Wer die Wirkung von Metallen erfahren möchte, sollte dies niemals im Selbstexperimet ausprobieren, sondern ausschließlich unter der fachkundigen Anleitung eines Heilpraktikers.

Farben

Bei der Beschäftigung mit der Heilwirkung von Steinen fällt auf, dass ihre Wirkungsweise stark von der jeweiligen Farbgebung abhängig ist. Jede Farbe hat für sich ihre ganz individuelle Wirkung.

Farben sind physikalisch betrachtet unterschiedlich lange Lichtwellen. Laut der chinesischen Feng-Shui-Lehre erneuert und verstärkt Licht die Lebensenergie. Entsprechend haben auch Farben diese Eigenschaft. Es leuchtet jedem ein, dass ein kräftiges Rot sich anders auf das Gemüt eines Menschen auswirkt als ein dumpfes Olivgrün. Trotzdem fällt es so manchem schwer, an die Heilkraft von Farben zu glauben. Im Ayurveda hat man daran keinen Zweifel, und auch in der westlichen Kultur nähert man sich anhand von Versuchen der Farbenlehre an. So ist es erwiesen, dass z. B. Bohnen und Erdbeeren, die mit rotem Licht bestrahlt werden, deutlich schneller wachsen als solche, die dem gelben Sonnenlicht ausgesetzt sind. Auch der Ertrag ist erheblich höher, und die Früchte bekommen einen intensiveren Geschmack. Und deckt man Tomatenbeete statt mit der üblichen schwarzen Folie mit einer roter Folie ab, lässt sich der Ertrag um bis zu 20 Prozent steigern.

Die Wirkung auf den Menschen

Westliche Mediziner haben inzwischen herausgefunden, dass Atmung, Puls und Blutdruck eines Menschen auf Farben reagieren. Sie verändern sich schon, wenn eine Testperson nur zehn Minuten auf eine farbige Fläche blickt. Aus dieser Erkenntnis haben sich eine Reihe von Therapien entwickelt. So behandelt man Parkinson- und Epilepsiepatienten beispielsweise mit Grün und Blau. Rot würde ihre Symptome verschlimmern. Frühgeborene, die an Kindergelbsucht leiden, werden häufig mit blauem Licht behandelt.

Im Ayurveda dienen Farben in erster Linie dazu, das Gleichgewicht in Körper und Seele zu erhalten oder überhaupt erst herzustellen. Die sieben Grundfarben sind von Bedeutung. Für therapeutische Zwecke färbt man ein Blatt Papier in der entsprechenden Farbe ein und wickelt es um ein Glas. Bei Bedarf füllt man das Glas mit Wasser und stellt es vier Stunden lang in die Sonne. Dann kann das Wasser getrunken werden.

Rot

Dies ist die Farbe der Energie. Sie regt den Kreislauf an, stärkt Knochen und Nerven. Vor allem besteht eine starke Verbindung zum Blut. Die Farbe Rot wird zur Bekämpfung von Blutarmut genutzt. Sie reduziert Vata und Kapha. Pitta steigert sie. Das kann so stark der Fall sein, dass sich erhebliche Störungen entwickeln. Personen, die ohnehin schon Pitta-Typen sind, sollten die Farbe eher meiden.

Gelb

Gelb ist ebenfalls eine Farbe mit starker energetischer Wirkung. Gelb sorgt dafür, dass die Energie in das höchste Chakra (bioenergetische Zentrum) des Körpers, das Kronenchakra mit Sitz am Scheitel des Kopfes, steigt. Die Folge ist, dass der Geist sich öffnet und die Intelligenz gefördert wird. Menschen mit Pitta-Störungen sollten diese Farbe meiden. Überhaupt sollte man sie nicht übermäßig einsetzen, da sie zu Störungen im Darm führen kann. Vata- und Kapha-Konstitutionen können ihr Dosha mit Gelb ein wenig ausgleichen.

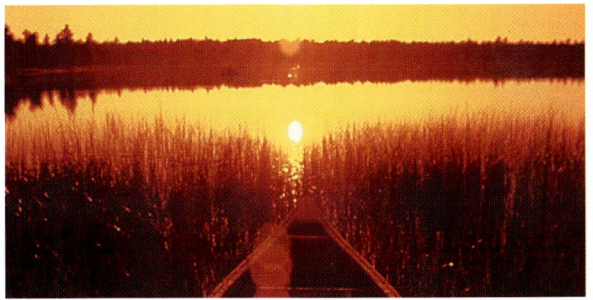

Orange

Diese warme Farbe verhilft zu mehr geistiger Entfaltung. Sie spricht den Sinn für das Spirituelle an. Außerdem steigert sie den Sexualtrieb, stärkt die Geschlechtsorgane und sorgt für eine straffe Haut. Man sagt auch, dass Orange den Appetit anregt. Wie die Farbe Gelb reduziert auch Orange Kapha und Vata, kann aber auch zu Pitta-Störungen führen oder diese verstärken.

Romantik pur: Nicht umsonst machen sich beim Anblick eines Sonnenuntergangs warme Gefühle in einem breit.

Grün

Es ist die Farbe des Glücks. Grün beruhigt und kräftigt das Herz. Es steigert die Konzentration. Ein Übermaß kann zu Gallenblasenbeschwerden führen. Vata und Kapha werden von Grün reduziert. Pitta kann dagegen gestört werden.

Gelbgrün

Diese Mischfarbe übernimmt die beruhigende und herzstärkende Wirkung von Grün und den spirituellen Einfluss der Farbe Gelb. Zusammen bleibt vor allem eine beruhigende Wirkung auf die Seele spürbar. Gelbgrün kann erwartungsgemäß zu Pitta-Störungen führen. Bei Kapha- oder Vata-Problemen lässt sich die Farbmischung dagegen gut nutzen.

Blau

Blau ist die Farbe, mit der sich Pitta-Störungen gut behandeln lassen. Körper und Seele kommen in einer blauen Umgebung zur Ruhe. Die Farbe hat zudem einen ausgesprochen heilsamen Einfluss auf Leberbeschwerden.

Violett

Dies ist in den verschiedensten Kulturkreisen und Religionen die Farbe der Spiritualität: Ein gutes Beispiel sind hierfür die Gewänder von hohen Kirchenmännern und Würdenträgern, die in der Regel violett sind. Man sagt der Farbe nach, dass sie die Wahrnehmung schärft und auf eine andere, geistige Ebene hebt. Pitta- und Kapha-Störungen lassen sich mit Violett lindern. Vata-Störungen können eher verstärkt werden.

Geschmacksrichtungen

Neben den Pflanzen, Steinen und Farben ist auch der Geschmack ein wichtiger Bestandteil der ayurvedischen Medizin. Und dabei geht es natürlich um mehr, als um Vorlieben und persönliches Empfinden. Übrigens ist eine solche Einteilung in der westlichen Welt gar nicht so unbekannt. Greifen wir bei Verdauungsbeschwerden nicht auch gern zum Magenbitter?

Im Ayurveda wird davon ausgegangen, dass Befindlichkeitsstörungen auf körperliche Störungen hinweisen. Ein Beispiel: Jemand, der wütend ist und schlecht gelaunt, könnte möglicherweise unter Funktionsstörungen von Leber und Gallenblase leiden. Mit sauren Lebensmitteln kurbelt er die Tätigkeit dieser beiden Organe an. Er wird sich rasch besser fühlen und ausgeglichener sein. Umgekehrt kann man ausgehend von einem gesteigerten Appetit auf bestimmte Geschmacksrichtungen auf körperliche Missstände schließen. Wer beispielsweise viel Süßes konsumiert, hat vermutlich einen stark geschwächten Organismus, der dringend neue Kraft braucht. Sehen Sie selbst, welche Geschmacksrichtung welche Wirkung, vor allem in Bezug auf die Doshas, hat.

Sauer

Saure Nahrungsmittel fördern die Verdauung. Sie reinigen den Organismus, sind schweißtreibend und bauen Gewebe ab. Sie reduzieren Vata, vermehren Kapha und Pitta.

Das sind saure Nahrungsmittel Viele Früchte sind sauer, z.B. Trauben, Himbeeren, Sanddorn und Zitrusfrüchte. Saure Milch, Joghurt, Sauerampfer und Sauerklee sind, wie der Name schon verrät, ebenfalls sauer.

Süß

Süße Nahrungsmittel bauen Gewebe auf. Sie erhöhen also das Gewicht. Außerdem zügeln sie die Verdauung und führen zu Verstopfung. Positiv ist, dass sie gute Energielieferanten sind. Negativ ist allerdings, dass sie Fettleibigkeit fördern. Süßes erhöht Kapha und reduziert Vata.

Das sind süße Nahrungsmittel Viele Getreidesorten sind süß, beispielsweise Reis, Mais, Roggen, Hafer, Gerste, Hirse, Weizen. Auch Hülsenfrüchte, Fleisch und Öle gehören zu den süßen Nahrungsmitteln.

Bitter

Bittere Nahrungsmittel werden sehr gern bei Problemen mit der Verdauung angewendet. Die Verdauung wird angekurbelt, der Appetit wächst. Daher reicht man vor dem Essen einen bitteren Aperitif. Darüber hinaus reinigt Bitter das Blut und senkt das Fieber. Bittere Nahrungsmittel steigern Vata. Sie reduzieren Kapha und Pitta.

Das sind bittere Nahrungsmittel Viele Pflanzen, die als Gemüse oder Salat oder auch als Gewürz genutzt werden, sind bitter: Löwenzahn, Brennnessel, Tausendgüldenkraut, Jasmin, Koriander und Kurkuma.

Scharf

Scharfe Lebensmittel erhöhen das Feuer im Körper. Die Produktion verschiedener Körpersäfte wird angeregt. Z.B. bildet sich beim Verzehr scharfer Lebensmittel viel Speichel und häufig vermehrt Schweiß. Verdauung und Appetit werden angeregt. Allerdings neigen Menschen, die gern scharf essen, zu Fettleibigkeit. Scharf erhöht sowohl Vata als auch Pitta. Kapha wird von scharfen Lebensmitteln reduziert.

Das sind scharfe Nahrungsmittel Hier sind vor allem Gewürze von Bedeutung, beispielsweise Ingwer, Knoblauch, Zwiebel, Paprika, Pfeffer, Petersilie, Basilikum, Anis, Koriander, Kümmel, Pfefferminz, Wacholder, Thymian und Senf.

Salzig

Salzige Speisen regen den Appetit und die Verdauung an. Die Speichelproduktion steigt. Gewebe wird abgebaut, Wasser allerdings eingelagert. Dadurch schwemmt der Körper auf. Salz reduziert Vata, vermehrt aber Kapha und Pitta.

Das sind salzige Nahrungsmittel Streng genommen sind Nahrungsmittel von Haus aus nicht salzig. Sie werden es erst, wenn sie mit Salz behandelt wurden. Matjes oder auch Pökelfleisch, Salzstangen und Kartoffelchips sind besonders salzig.

Herb

Herbe Nahrungsmittel haben viele positive Eigenschaften. Sie reduzieren übermäßige Schweißbildung, bekämpfen Entzündungen, fördern die Heilung, töten Keime und vermindern die Fäulnisbildung. Herb schmeckende Nahrungsmittel reduzieren Kapha und Pitta, stärken dagegen Vata.

Das sind herbe Nahrungsmittel Walnüsse, Eichenrinde, Salbei und Johanniskraut sind herb. Auch Honig zählt übrigens nicht zu den süßen, sondern zu den herben Nahrungsmitteln.

Aromatherapie

Wichtige Behandlungsformen im Ayurveda sind auch die Massage, das Begießen der Stirn mit Öl oder die Inhalation. Dazu benötigt man ätherische Öle, die über die Haut und über die Nase aufgenommen werden.

Grundlegendes

Der Sage nach soll die Nymphe Aeone, die Magd Aphrodites, den Menschen das Geheimnis um die Kraft der Düfte verraten und uns beigebracht haben, wie Düfte aus Pflanzen gewonnen werden. Weniger sagenumwoben ist, was die Forschung inzwischen herausgefunden hat: Ätherische Öle entfalten ihre Wirkung unmittelbar in unserem Gehirn. Genau gesagt beeinflussen sie das so genannte limbische System. Dort befinden sich so wichtige Einrichtungen wie Sexualität, Kreativität, Erinnerungen, Sympathie oder Antipathie oder auch Motivation. Viele kennen das: Ein Duft ruft eine bestimmte Erinnerung hervor und löst eine ganze Reihe von Emotionen aus. Und jeder weiß: Wenn wir einen Menschen nicht riechen können, bedeutet das, wir können ihn nicht leiden. Auch, wenn der Geruch uns nicht bewusst abstößt, ist er es doch, der die Antipathie entstehen lässt. Über die Wirkung auf die Psyche hinaus ist wissenschaftlich nachgewiesen, dass ätherische Öle Keime töten, desinfizieren und die Funktion verschiedener Organe anregen.

Das Beste aus der Pflanze Ätherische Öle sind die Essenzen der Pflanze, in denen sie gefunden werden. Bei den pflanzlichen Heilmitteln sind oft die ätherischen Öle als bedeutende Wirkstoffträger genannt. Sie sind als Konzentrat zu verstehen und sollten entsprechend mit Bedacht verwendet werden. Man sagt sogar, im ätherischen Öl sitzt die Seele der Heilpflanze. Um nur einige Tropfen des reinen Öls herzustellen wird extrem viel Pflanzenmaterial benötigt. So geben z. B. acht Millionen Jasminblüten gerade ein paar Tropfen wertvollen Öls. Dieses Wissen sollte zu entsprechend sparsamem Gebrauch führen.

Zudem ist es wichtig daran zu denken, dass die flüchtigen Substanzen Augen oder Schleimhäute reizen können. Bei Überdosierung oder Unverträglichkeit können sie Übelkeit und Kopfschmerzen verursachen. Wird eine Unverträglichkeit mit Sicherheit ausgeschlossen, ist das Öl vermutlich nicht rein und vom Hersteller synthetisch gestreckt. Abgesehen von unangenehmen Nebenwirkungen wird der gewünschte Effekt hier ausbleiben. Bei niedrigpreisigen Produkten ist grundsätzlich Vorsicht geboten. Informieren Sie sich am besten gründlich über den Hersteller, bevor Sie sich für ein Produkt entscheiden.

Praktische Tipps zum Umgang mit ätherischen Ölen

1. Das Öl kühl, aber nicht im Kühlschrank lagern. Ideal sind dunkle Glasflaschen.

2. Die Flasche sollte immer fest verschlossen sein; bei Gebrauch nur so lange wie nötig öffnen, denn Sauerstoff verändert viele Essenzen.

3. Vorsicht im Umgang mit unverdünnten Ölen. Sie können Stoff verfärben und Kunststoff angreifen.

4. Ätherisches Öl verträgt sich nicht mit Feuer. Duftlampen erst nach dem Einfüllen des Öls entzünden. Reines Öl niemals als Saunaaufguss verwenden.

5. Bei Schwangeren und Kleinkindern sollten die flüchtigen Essenzen noch geringer dosiert werden als üblicherweise angegeben. Grundsätzlich gehört ätherisches Öl nicht in Kinderhände.

Amyris

Das Öl weist im Gegensatz zu seinem angenehm leichten Duft eine dickflüssige Konsistenz auf und hat einen dunkelgelben Farbton. Sein Duft erinnert an Sandelholz oder Zeder. Amyris beruhigt und entspannt.

Angelika

Angelika ist eine bedeutende Heilpflanze. Ihr Öl fördert die Wundheilung. Es lindert rheumatische Beschwerden, kurbelt die Verdauung an und erleichtert Menstruationsbeschwerden. Angelikaöl baut Spannungen und Ängste ab und schenkt Selbstvertrauen. Es fördert die Motivation.

Anis

Der Duft dieses Öls ist süßlich und schwer. Er kann, wenn man zu viel benutzt, zu leichten Rauschzuständen, Schwindelanfällen und Kopfschmerzen führen. In geringen Mengen entspannt der Duft von Anis. Er beruhigt und wirkt angenehm auf die Atemwege. Achtung: Bei hoher Dosierung giftig!

Basilikum

Dieses würzige Öl hat einen kräftigen Duft. Es macht fröhlich und zuversichtlich, vertreibt Ängste und Stresszustände und regt die geistige Tätigkeit an. In der Aromatherapie wird Basilikum oft gewählt, um lindernd auf die Atemwege einzuwirken. Außerdem hilft das Öl beim Einschlafen.

Bergamotte

Der blumige Duft der Bergamotte verträgt sich gut mit anderen Duftnoten, weshalb sie für die Parfümherstellung von großer Bedeutung ist. Das reine Öl stammt aus einer ungenießbaren Zitrusfrucht. Es heitert auf und vertreibt finstere Stimmungen. Bergamotte reinigt, baut Stress und Müdigkeit ab und fördert die Konzentration. Der Duft hat zudem einen starken Einfluss auf das kreative Zentrum des Menschen. Achtung: Bergamotte ist häufig in Cremes oder Parfüms enthalten. Bei Sonneneinstrahlung kann sie zu Hautverfärbungen führen!

Bohnenkraut

Ähnlich wie das Öl des Basilikums hat auch das des Bohnenkrauts eine sehr würzige Note. Es stärkt den Geist und hilft Menschen, die sich antriebslos fühlen. Bohnenkraut stärkt den sexuellen Trieb.

Cajeput

Dieses klare Öl zeichnet sich durch einen angenehm minzigen Duft aus. Es ist mit dem australischen Teebaumöl verwandt und hat ähnliche Eigenschaften. So verwenden Therapeuten es gern, um die Atemwege zu behandeln. Cajeput regt außerdem den Geist an und wirkt bei innerer Unruhe harmonisierend.

Dill

Ätherisches Dillöl ist nicht einfach zu bekommen. Es hat einen leichten, süßlichen Duft. Es wird aufgrund seiner krampflösenden und beruhigenden Wirkung geschätzt.

Eisenkraut

Das Öl sorgt für eine heitere Stimmung. Es vertreibt Lustlosigkeit und Niedergeschlagenheit. Eisenkraut wird vor allem zum Inhalieren verwendet. Als Massageöl ist es nicht so gebräuchlich, da es in einigen Fällen zu Hautreizungen führt.

Eukalyplus

Bei Beschwerden der Atemwege wird häufig Eukalyptusöl eingesetzt. Es fördert außerdem die Konzentration, stärkt einen geschwächten Organismus und tötet Keime in der Luft. Oft wird der Duft als angenehm frisch und anregend empfunden.

Fenchel

Fenchelöl strafft die Haut, fördert die Durchblutung und lindert Atemwegserkrankungen. Sein Duft stärkt das Selbstbewusstsein und schenkt ein Gefühl der Geborgenheit. Fenchel ist beruhigend und bekämpft erfolgreich Gefühlskälte. Achtung: Bei hoher Dosierung giftig!

Fichte

Das frisch-würzige Öl der Fichte wird vor allem bei Badezusätzen und Saunaaufgüssen häufig verwendet. Es tötet Keime in der Luft und regt die Atmung an. Fichtenöl schenkt Energie und neue Kraft.

Galbanum

Das helle Öl ist auffallend dünnflüssig. Frauen schätzen es bei geschlechtsspezifischen Beschwerden. Vor allem aber erleichtert es den Zugang zur spirituellen Welt. Es entspannt, löst seelische Verspannungen auf und vertreibt die Symptome von Stress und Kummer.

Geranium

Das Öl eignet sich gut als Massagezusatz. Es hat einen günstigen Einfluss auf gereizte Haut, bekämpft Akne ebenso wie Zellulite. Außerdem stärkt Geranium die Nerven. Es vertreibt Traurigkeit, regt die Fantasie an, beruhigt und schafft eine harmonische, friedvolle Atmosphäre.

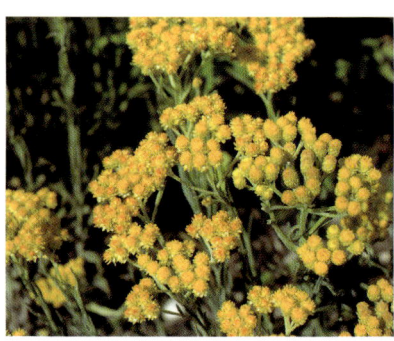

Zum Entgiften: Das Öl der Immortelle unterstützt Entschlackungskuren. Achtung: Die Pflanze selbst ist nicht zur innerlichen Anwendung gedacht!

Hopfen

Das Öl des Hopfens kommt nicht oft zum Einsatz. Zu Unrecht. Denn es beruhigt stark und lässt selbst die Menschen in den Schlaf finden, die unter starken Einschlafschwierigkeiten leiden. Achtung: Im Auto oder während der Arbeit darf Hopfen auf keinen Fall verwendet werden. Die einschläfernde Wirkung kann so stark sein, dass sie einer Betäubung nahe kommt.

Hyazinthe

Das kostbare Hyazinthenöl verströmt einen schweren Duft, der entspannt und die Nerven beruhigt. Es braucht nur in ganz geringer Menge benutzt werden, um eine harmonische und sinnliche Atmosphäre zu zaubern. Die Phantasie wird angeregt. Achtung: Bei zu hoher Dosierung kann es zu Nervenreizungen kommen!

Immortelle

Das Öl wird häufig eingesetzt, um Problemhaut zu behandeln. Es fordert Entschlackungskuren, indem es den Lymphfluss anregt. Ebenso hat Immortelle einen günstigen Einfluss auf die Atemwege. Im psychischen Bereich zeichnet sich das Öl durch eine seltene Eigenschaft aus: Es hilft Menschen, die gedanklich in eine Sackgasse geraten sind, bei der Neuorientierung und stärkt den Sinn für die Realität. Achtung: Die Überdosierung kann zu Rauschzuständen führen.

Ingwer

Das ätherische Öl verbreitet eine warme Atmosphäre. Es erwärmt den Menschen auch innerlich, bringt Harmonie und stärkt Körper und Geist. Außerdem wirkt es aphrodisierend.

Iris

Schon die Indianer Nordamerikas haben die heilende Wirkung der Iris geschätzt. Kein Wunder, dass sich die Blume und vor allem ihr Öl auch bei ayurvedischen Heilern großer Beliebtheit erfreut. Das Öl der Iris inspiriert und entspannt. Es sorgt für mehr Leichtigkeit und vertreibt Schwermut.

Jasmin

Jasminöl ist extrem schwer zu gewinnen, und entsprechend hoch ist sein Preis. In Indien und überhaupt im asiatischen Raum gehört Jasmin zu den meistgeschätzten Blumen. Heilige Orte werden mit ihren Blüten geschmückt. In Indien nennt man Jasmin Königin der Nacht. Das Öl dieser kostbaren Blume entspannt und lockert verhärtete Muskeln. Es steht für Liebe und Sinnlichkeit.

Kamille

Kamillenöl eignet sich wunderbar zur Beruhigung und um Bakterien zu töten. Es hilft bei Allergien, lindert Entzündungen und löst Krämpfe. Auch zur Wundheilung wird es gern eingesetzt, bei Sonnenbrand, Schuppenflechte und Neurodermitis. Auf geistiger Ebene befreit Kamillenöl von Blockaden.

Kampfer

Dieses Öl hat einen sehr markanten stark würzigen Geruch. Es tötet Keime und wirkt schleim- und krampflösend. Geschwächte Menschen, die unter Antriebslosigkeit leiden, sollten Kampfer einatmen. Achtung: Zu hohe Dosierungen können die gewünschte Wirkung ins Gegenteil verkehren und Krämpfe auslösen. Für Epileptiker ist Kampferöl nicht geeignet!

Lavendel

Das Öl dieser Heilpflanze duftet blumig-herb. Es vernichtet Keime, vertreibt Insekten, fördert die Heilung und lindert Entzündungen im Bereich der Atemwege. Lavendel beruhigt, erfrischt aber gleichzeitig und regt an. Der Duft sorgt für eine ausgelassene heitere Stimmung.

Lemongras

Der Name verrät es: Lemongras riecht stark und frisch nach Zitrone. Der Duft stimuliert und wirkt entgiftend auf den Organismus. In Verbindung mit einem Trägeröl ist es das ideale Massageöl, das auf Körper und Geist eine belebende und erfrischende Wirkung hat. Achtung: In hohen Konzentrationen kann Lemongras Hautreizungen hervorrufen.

Limette

Der intensive, prickelnde Duft dieser Zitrusfrucht wirkt antiseptisch und reinigt die Luft. Er schenkt Energie und Kreativität, und lässt Traurigkeit sowie Lustlosigkeit verschwinden.

Mandarine

Das ätherische Öl der Mandarine regt den Appetit an. Es fördert die Kreativität und die Fantasie und sorgt darüber hinaus für eine leichte, heitere Stimmung.

Melisse

Schon im alten Orient war der Melissengeist bekannt und beliebt. Das Öl der sanften Heilpflanze stärkt Herz und Nerven und ist ein gutes Schmerzmittel. Der Duft beruhigt, lindert Stresssymptome und lässt Traurigkeit verschwinden.

Moschus

Moschusöl hat einen süßlichen Duft, und es ist nicht der Duft der Moschushirsche gemeint, sondern der des Hibiskus abelmoschus, eines Malvengewächses. Das Öl beseitigt Gefühlskälte und regt den Sexualtrieb an.

Muskatellersalbei

Dieses Aroma steckt voller Gegensätze: herb und süßlich, beruhigend und anregend. Das Öl wirkt beruhigend auf die Atemwege und stärkt die Nerven. Es bewirkt eine positive Grundeinstellung und regt die Fantasie an. Außerdem schafft es eine sinnliche Atmosphäre.

Myrrhe

Der strenge Duft dieses Aromaöls wird immer mit Spirituellem, mit Religion und Mystik in Verbindung gebracht. Tatsächlich öffnet er das Bewusstsein und kann so z. B. während der Meditation sinnvoll verwendet werden. Myrrhe fördert die Heilung bei Wunden im Mund- und Rachenraum und bei Husten.

Myrte

Das Öl mit dem etwas krautigen Duft reinigt die Luft und die Gedanken. Es tötet Keime, lindert Stirnhöhlen- und Halsentzündungen. Vor allem aber inspiriert Myrte und unterstützt die Erweiterung des geistigen Horizonts.

Neroli

Aus den Blüten der Pomeranzen wird ein Öl mit süßlichem Duft gewonnen. Es stärkt Herz und Kreislauf, lindert Kopfschmerzen und bekämpft Stresssymptome. Weil es einerseits beruhigt, anderseits aber auch stärkt und für eine heitere leichte Stimmung sorgt, wird Neroli gern vor Prüfungen oder ähnlichen bedeutenden Anlässen verwendet.

Orange

Der fruchtig-süße Duft ist sehr beliebt. Orangenöl strafft die Haut, senkt Fieber, baut Stress ab und entspannt. Es sorgt für eine positive Atmosphäre und wirkt leicht sinnlich.

Patschuli

Dieses ätherische Öl hat einen sehr markanten Duft, der ebenso viel Anhänger findet, wie Menschen, die ihn ablehnen. Das Öl hemmt Entzündungen und ist ein ideales Pflegemittel für rissige und entzündete Haut. Es vertreibt darüber hinaus Niedergeschlagenheit und schafft eine sinnliche Atmosphäre.

Pfefferminze

Minzöl findet sich in vielen europäischen Haushalten. Es wirkt bei Schockzuständen und Übelkeit und wird wegen seiner heilsamen Wirkung auf die Atemwege geschätzt. Es hilft aber auch gut gegen Beschwerden im Magen- und Darmbereich. Kopfarbeiter sollten den Duft inhalieren, er stärkt die Konzentration und regt das Gedächtnis an.

Rose

Rosenduft ist in der Parfümindustrie von ganz großer Bedeutung. Er ist schwer, intensiv und haftet lange auf der Haut. Das Öl erfrischt und vertreibt Niedergeschlagenheit. Es entspannt, schenkt neuen Mut und bringt Menschen, die innerlich unruhig und unausgeglichen sind, in ihre Balance.

Rosenholz

Aus der Rinde eines im Amazonasgebiet beheimateten Baums stammt dieses ätherische Öl. Sein warmer Duft vertreibt Kopfschmerzen und reinigt die Luft. Rosenholz vertreibt innere Kälte und Angstzustände und fördert die Sinnlichkeit.

Rosmarin

Als Gewürz fördert Rosmarin die Heilung und tötet Keime. Außerdem fördert es die Verdauung, stärkt Herz, Leber und Gallenblase. Darüber hinaus belebt Rosmarin den Geist und stärkt das Bewusstsein. Ungeduld und Gereiztheit lassen nach.

Salbei

Innerlich wird Salbei zur Pflege der Stimmbänder angewendet. Das Öl hemmt Entzündungen, lässt Geschwüre und Wunden besser verheilen. Es fördert den Energiefluss im Organismus. Achtung: Das Öl enthält Stoffe, die bei Überdosierung Vergiftungserscheinungen hervorrufen können.

Sandelholz

Das ätherische Öl mit dem typischen warmen Geruch vernichtet Bakterien und hemmt Entzündungen. Außerdem ist es schleimlösend und hilfreich bei Erkrankungen der Atemwege. Sandelholz vertreibt depressive Verstimmungen, beruhigt und stärkt die Nerven. Das Öl erhöht das sexuelle Empfinden.

Thymian

Das Öl dieses Gewürzkrauts hat seine große Bedeutung aufgrund seiner Fähigkeit, Keime zu bekämpfen. Es fördert die Wundheilung und entgiftet. Thymian beseitigt Antriebslosigkeit und ist bei geistiger Anstrengung hilfreich. Das Öl stärkt die Nerven und baut die niedergeschlagene Seele auf. Achtung: Aufgrund seiner starken Wirkung Thymian nur sparsam dosieren. Schwangere und Epileptiker sollten darauf verzichten!

Wacholder

Das würzige ätherische Öl der Wacholderbeere reinigt, regt an und beschleunigt die Wundheilung. Es lindert Blasenentzündungen und Menstruationsbeschwerden ebenso wie Spannungskopfschmerzen und regt den Kreislauf an. Früher hat man große Mengen Wacholdersträuche verbrannt, um negative Schwingungen zu bekämpfen. Heute inhaliert man den Duft, um Ängste und Antriebslosigkeit zu vertreiben und die Konzentration zu stärken.

Ylang-Ylang

Bei diesem exotisch-blumigen Duft handelt es sich um ein Öl, das besänftigt und beruhigt. Es fördert sinnliches Empfinden und verleitet zu Tagträumen. Für Menschen, die verlernt haben, zu entspannen und einfach mal die Seele baumeln zu lassen, ist dieses ätherische Öl ideal.

Zeder

Von der Ursprungspflanze gibt es nur noch wenige sehr alte Exemplare. Ihnen sollte man kein Öl entziehen. Wer ätherisches Öl dieser Sorte haben möchte, sollte sich für das der Roten Zeder entscheiden, die in den USA zu Hause ist. Das Öl hat einen angenehm herben Duft, der Insekten vertreibt. Zeder stärkt das Selbstvertrauen. Achtung: Für Schwangere und Epileptiker nicht geeignet!

Zimt

Dieses Öl fördert die Durchblutung und vertreibt Parasiten. Der Duft wärmt Körper und Geist, stärkt die Nerven und die Kreativität. Er entspannt und stärkt die Psyche im Allgemeinen. Zimt fördert außerdem die sinnliche Wahrnehmung. Das Öl sollte möglichst sparsam verwendet werden, da es sonst Übelkeit oder Abgeschlagenheit auslösen kann.

Zitrone

Zitronenöl bekämpft Bakterien und Entzündungen. Es desinfiziert, strafft die Haut und entschlackt. Das Öl hilft bei Verdauungsbeschwerden und Übersäuerung des Körpers. Der fruchtig-frische Duft schafft eine heitere Atmosphäre, fördert die Konzentration, stärkt den Geist und macht fröhlich.

Zistrose

Das Öl hat einen warmen Duft mit starker Wirkung auf Körper und Geist. Zistrose entspannt und motiviert gleichermaßen. Gefühlskalte Menschen sprechen gut auf das Aroma an. Sie entwickeln unter seinem Einfluss innere Wärme und öffnen sich. Zudem strafft Zistrose die Haut. Bei übermäßigem Gebrauch kann der Duft dieses Öls die Sinne verwirren.

Zitronellagras

Hier handelt es sich um ein recht helles Öl. Es duftet zitronig-frisch und zeichnet sich vor allem dadurch aus, dass es die Raumluft säubert und erfrischt. Zitronella tötet Keime und wird daher gern in Krankenzimmern verwendet. Auf die Seele wirkt das Öl erfrischend und anregend. Achtung: In hoher Dosierung greift Zitronella die Nerven an.

Über die Autorin
Iris Hammelmann arbeitet freiberuflich als Journalistin. Ihre Spezialgebiete sind Naturheilverfahren und Naturkosmetik.

Hinweis
Das vorliegende Buch ist sorgfältig erarbeitet worden. Dennoch erfolgen alle Angaben ohne Gewähr. Weder Autorin noch Verlag können für eventuelle Nachteile oder Schäden, die aus den im Buch gemachten praktischen Hinweisen resultieren, eine Haftung übernehmen.

Literatur
Cavelius, Andrea-Anna/ Frohn, Birgit: Gesund und schön durch Ayurveda. Südwest Verlag. 3. Auflage, München 2001

Prümmel, René: Praxisbuch Homöopathie. Südwest Verlag. 2. Auflage, München 2000

Samel, Gerti: Aromastoffe. Südwest Verlag. 4. Auflage, München 2000

Bildnachweis
Ernst Beat, Basel (Schweiz): 25, 28, 33, 40, 46, 53, 59, 65, 68, 75, 80, 83, 106; IFA-Bilderteam, München: 4–5 (Volker Rauch), 36 (Time Space Inc.); Jump, Hamburg: 2–3, 14 (Annette Falck); Südwest Verlag, München: Kastenfond (Rainer Hofmann), 18–19 (K. Newedel); Zefa, Düsseldorf: Titel (Sucre Sale), 10 (Hugo Logg), 97 (Novastock)

Impressum
Der Südwest Verlag ist ein Unternehmen der Econ Ullstein List Verlag GmbH & Co. KG, München.

© 2002 Econ Ullstein List Verlag GmbH & Co. KG, München

Alle Rechte vorbehalten. Nachdruck – auch auszugsweise – nur mit Genehmigung des Verlags.

Redaktion und Projektleitung: Kathrin Henze

Redaktionsleitung: Dr. Christiane Lentz

Bildredaktion: Gabriele Feld

Produktion: Manfred Metzger (Leitung), Annette Aatz, Monika Köhler,

Umschlag: Katharina Schweissguth, München; Reinhard Soll

Layout und DTP: Dr. Alex Klubertanz

Druck und Bindung: Druckerei Uhl, Radolfzell

Gedruckt auf chlor- und säurearmem Papier

ISBN 3-517-06457-2

Register

Achat 88
Aloe vera 22
Amethyst 88
Anis 23, 104
Apfel 24
Aromatherapie 101ff.
Artischocke 25
Ayurveda (Definition) 6

Basilikum 26, 104
Beryll 88f.
Bitter (Geschmacksrichtung) 100
Blau 98
Bockshornklee 27, 38
Borretsch 28

Chili 29
Curryblätter 30

Diamant 89
Dill 31, 105
Doshas 9ff., 15ff., 20

Elemente, fünf 6ff., 20

Farben 95ff.
Fenchel 32, 105
Flachssamen 33

Gelb 96f.
Gerste 34
Geschmacksrichtungen 98ff.
Gewürznelken 35
Ghee 84ff
Granat 89f.
Granatapfel 36
Grün 97
Grün-Gelb 97f.

Hafer 37
Heilsteine 87ff.
Herb (Geschmacksrichtung) 100
Honig 86f.

Ingwer 39ff., 107f.

Kalmus 42f.
Kamille 43f., 108
Kardamom 38, 45
Karneol 90
Knoblauch 46f.
Konstitutionstypen 11ff.
Koralle 91
Koriander 48
Kürbiskerne 49
Kurkuma (Gelbwurzel) 50

Lapislazuli 91
Löwenzahn 51f.

Majoran 52f.
Mandel 38, 54
Meerrettich 55
Melisse 56, 109
Metalle 94
Milch 86
Minze 57
Mondstein 91
Muskatnuss 38, 58

Nachtkerze 59

Opal 92
Orange 97, 111

Papaya 60
Perle 92
Petersilie 61

Rizinusöl 62
Rosmarin 63f., 112
Rot 96
Rubin 93

Safran 38, 65
Salbei 66, 112
Salzig (Geschmacksrichtung) 100
Saphir 93
Sauer (Geschmacksrichtung) 99
Scharf (Geschmacksrichtung) 100
Selleriesamen 67
Senfsamen 68f.
Sesamsamen 38, 70
Spargel 38, 71
Süß (Geschmacksrichtung) 99

Tamarinde 72
Thymian 73f., 112f.
Topas 93

Violett 98

Wacholder 74f., 113
Walnuss 76
Weintrauben 77

Zimt 78f., 114
Zitrone 79f.
Zuckerrohr 81
Zwiebel 38, 82f.